DU

FRISSON

Paris. — Typ. PILLET fils aîné, 5, rue des Grands-Augustins.

DU

FRISSON

(PATHOGÉNIE ET NATURE)

SA VALEUR SÉMÉIOLOGIQUE

PENDANT L'ÉTAT PUERPÉRAL

Avec 35 tracés thermo-sphygmiques

PAR

G.-J. STOÏCESCO

DOCTEUR EN MÉDECINE

Ancien interne en médecine et en chirurgie des hôpitaux de Paris
(1872-1876),
Membre de la Société anatomique.

PARIS
LIBRAIRIE ALEXANDRE COCCOZ
11, RUE DE L'ANCIENNE-COMÉDIE, 11

1876

DU FRISSON

(PATHOGÉNIE ET NATURE)

SA VALEUR SÉMÉIOLOGIQUE PENDANT L'ÉTAT PUERPÉRAL

INTRODUCTION

Le frisson, du grec φρὶξ, bruit, frémissement, est un phénomène morbide si fréquent, commun à tant de maladies, qu'il n'est nullement étonnant qu'il ait attiré l'attention de tous les observateurs. Dès que la médecine eut sa place marquée à côté des autres sciences connues dans l'antiquité, le frisson fut observé et commenté avec le plus grand soin ; on rechercha sa valeur pronostique, et surtout son mécanisme et sa pathogénie. Ces données, reposant toutes sur les systèmes philosophiques qui régnaient à l'époque où elles ont été formulées, n'ont qu'une simple valeur historique. Ce sont autant d'hypothèses plus ou moins ingénieuses et qui pourraient aisément montrer par quelles phases bizarres passe l'imagination lorsqu'elle n'est guidée ni par l'observation rigoureuse, ni par l'expérimentation.

Tous les chefs d'école ont donné du frisson une explication indiscutable selon leurs adeptes. Depuis les humoristes anciens jusqu'aux humoristes modernes ; depuis les solidistes antérieurs à Hippocrate jusqu'à ceux de nos jours, tous ont été frappés par cet étrange phénomène de la fièvre, et tous se sont efforcés d'en découvrir les causes. Il ne reste rien aujourd'hui de la plupart de ces théories, elles ont disparu à mesure que nos méthodes scientifiques sont devenues plus rigoureuses, à mesure que les faits ont remplacé les hypothèses ; car celles-ci ne sont à la science, comme l'a dit fort judicieusement Raoul de Pontevès, *que ce que le crédit est à la richesse.*

Je ne veux point étudier le frisson en général, il me faudrait pour cela passer en revue toute la séméiologie de la fièvre. Bien que j'étudie une question de pathologie générale, je l'ai strictement restreinte aux limites indiquées par mon titre.

Je diviserai ce travail en deux parties :

Dans la première je tâcherai d'élucider la pathogénie du frisson, puis j'étudierai l'historique en faisant mon possible pour présenter avec ordre et simplicité les opinions émises à tour de rôle sur la nature de ce symptôme.

La seconde partie comprendra les faits cliniques, que j'ai observés moi-même pour la plupart. Ils me serviront à montrer la valeur séméiotique du frisson *pendant l'état puerpéral.*

Je n'entends pas entrer, à propos de cette dernière expression, dans une nouvelle discussion. Je désignerai par le nom d'état puerpéral : l'intervalle qui s'écoule depuis le commencement du travail jusqu'au retour des règles, ou bien jusqu'à l'établissement régulier de la lactation quand le mère nourrit.

Ainsi disposé, mon travail comprendra donc :

1° Une partie historique et pathogénique ;

2° Une partie purement clinique.

Peut-être aurai-je pu me contenter de cette dernière, me bornant à enregistrer les faits sans entrer plus avant dans l'étude d'un sujet qui, malgré son attrait, est hérissé de difficultés. J'ai préféré me mettre hardiment à l'œuvre; rapprocher mes observations personnelles de celles d'autrui, et, après une comparaison et une discussion sérieuses, arriver, autant que la chose est possible, à des conclusions générales.

CHAPITRE PREMIER

Pathogénie et nature du frisson.

Les solutions que les modernes recherchent par l'observation et l'induction, les anciens, qui n'avaient ni nos moyens d'explication, ni nos connaissances, les demandaient à leur imagination ; tous les phénomènes physiques avaient reçu une explication ingénieuse et souvent même poétique.

Les Grecs, entre autres, ne pouvaient guère se rendre compte d'un phénomène aussi irrégulier et aussi capricieux que le frisson, sans faire intervenir quelque influence surnaturelle. Aussi leurs rêveries et leurs pratiques superstitieuses ont-elles laissé une empreinte même sur les écrits d'Hippocrate, le représentant le plus consciencieux et le plus éclairé de l'humorisme ancien.

Cette doctrine était connue avant lui. Elle régnait dans l'école de Cos avec les Asclépiades. Empédocle l'importa dans la Grande Grèce après l'avoir lui-même, dit-on, empruntée aux Égyptiens. Hippocrate nous a le premier transmis les opinions qui avaient cours avant lui sur ce point de séméiologie ; dans sa description de la fièvre froide, marquée par la violence du frisson et la diminution de la chaleur innée d'Héraclite, par la valeur pronostique qu'il donne au symptôme, on peut voir où en était la science à cette époque.

Son langage mérite de nous arrêter un instant ; il se ressent, comme nous l'avons dit, de la tournure hyperbolique de ses contemporains, et ne serait pas déplacé dans le récit d'un fait d'armes des temps héroïques : « Maintenant, dit-il, je vais parler des *conditions célestes*, devenant nuisibles au corps, des effets qu'elles produisent et du moment où elles l'emportent sur l'humeur. Je dis que, de l'humeur qui est dans l'homme, quand elle entre en colliquation au point d'engendrer la maladie, une part se coagule et s'épaissit, et une part se dilate et se sépare. Chez l'homme, sous l'influence du refroidissement morbide, le liquide se coagule et s'épaissit, et autour de l'eau même vient se mêler le reste de l'humide, en proportion de sa surabondance dans le corps. S'il se rend dans le ventre, il dérange les excréments, cause des tranchées et sort au dehors sans faire grand mal ; mais, s'il ne se rend pas dans le ventre, il se fixe par un point quelconque, là où il trouve le plus de place. Il tourbillonne donc, se cherchant de la place ; et la partie d'eau qui a été séparée par la coagulation s'en va en bas, étant ce qu'il y a de plus froid et de plus pesant dans le corps ; s'enroulant autour des os et des nerfs, elle jette encore davantage le corps dans la phlegmasie, et manifestement c'est l'eau qui fait froid autour des nerfs et surtout autour des os. En effet, les parties osseuses sont celles où le froid est le plus ressenti, et les cheveux se dressent par la condensation de l'épiderme, qui devient plus sec qu'auparavant, vu que l'eau s'en va de là et s'enroule autour des os.

Le lieu où l'humeur est dans le premier temps ne peut, seul, faire le froid d'où provient aussi le *frisson* (1). »

On est surpris à bon droit de trouver un tel langage dans les œuvres d'un observateur aussi judicieux, d'un génie aussi pratique qu'Hippocrate. Faute de connaissances primordiales, cette théorie est absolument spéculative; elle ne repose ni sur des faits observés, ni sur des données admissibles. Il est nécessaire pour la comprendre de se rappeler qu'Hippocrate admet les quatre humeurs d'Empédocle, auxquelles il ajoute la chaleur innée d'Héraclite (εμφυτον θερμὸν). Dans quelques-uns de ses passages, il parle d'une cinquième humeur, l'eau, dont la rate est la source, comme le sang est celle de la chaleur animale. L'explication qu'il donne du frisson fut adoptée par ses successeurs et plus ou moins modifiée, suivant que les systèmes philosophiques de Platon, de Zénon, etc., furent en vogue.

Praxagoras de Cos, le chef de l'École des Dogmatiques, étudia le frisson avec une persévérance et un sens pratique dignes d'éloges. A côté d'erreurs manifestes, son travail renferme des faits d'une valeur scientifique réelle. C'est lui qui explora le premier les battements du pouls, qui signala les différences des artères et des veines. Il ajoute, il est vrai, que les secondes contiennent seules du sang, tandis que les premières ne renfermeraient que de l'air; et, à propos du frisson, il le localise dans les veines caves, c'est pour cela que, comme il l'a observé, le frisson se présente souvent dans les parties postérieures du tronc, le long de la colonne vertébrale.

Les doctrines solidistes apparurent à Rome avec Asclépiade de Bithynie. A cette époque, le règne de l'humorisme

(1) Hippocrate. Œuvres, trad. Littré, t. VII, quatrième livre. Des maladies, p. 591.

touchait à son terme, et avec lui la doctrine de l'atomie. Déjà Archagatus avait fait une première tentative, mais ce fut un disciple d'Asclépiade, Thémison de Laodicée, qui prit pour base de toute la pathologie deux manières d'être différentes de la matière : le *strictum* et le *laxum*. Ses disciples prirent le nom de méthodistes.

Reléguant au dernier plan les humeurs, Asclépiade croyait que la chaleur humaine était due au frottement des molécules sanguines, et que le frisson était causé par leur stagnation.

Les choses en restèrent là pendant plusieurs siècles, lorsque Galien de Pergame transporta en médecine son éclectisme philosophique. N'acceptant ni ne rejetant absolument les idées d'aucune école, tour à tour stoïcien, péripatéticien ou même épicurien, il ne prit parti ni pour les humoristes, ni pour les solidistes. Le frisson, par lequel débutent la plupart des fièvres, serait, d'après lui, une dépendance même de l'état fébrile. Celui-ci est une simple modification de la chaleur normale ; c'est une chaleur contre nature (*calor prœter naturam*), soit par sa diminution, soit par son exagération.

A une époque plus rapprochée de nous, les théories du frisson ont passé par les mêmes vicissitudes. Fernel, éclectique comme Galien, rejette l'humorisme ancien. Guillaume Baillou, son élève, tend au contraire à y revenir. Avicenne et Sennert, non-seulement n'essayent pas d'expliquer le frisson, mais ils n'en tiennent aucun compte (1).

Un peu plus tard, vinrent les chimiatres (XVIe et XVIIe siècles), parmi lesquels on doit citer en première ligne Paracelse, *circulator* émérite, plus remarquable encore par son

(1) Marvaud. Étude sur le frisson et les sensations de froid perçues dans les maladies. Th. inaug. Strasbourg, 1866, p. 3.

audacieuse outrecuidance que par l'étendue de son savoir et de son intelligence ; puis, Jean-Baptiste van Helmont, seigneur de Mérode; tous deux attribuèrent les sensations anormales de froid à l'évaporation des humeurs visqueuses que la maladie amenait à la surface du corps.

Giovanni-Alfonso Borelli, agrégé de l'Académie del Cimento, fonde l'École des iatro-mécaniciens et explique le frisson par une stagnation sanguine et une constriction des capillaires (1). On pourrait croire qu'une opinion si rapprochée des faits que les physiologistes modernes ont démontrés fermait la série des hypothèses; malheureusement Stahl et ses disciples sont venus, peu de temps après, nous montrer qu'il n'en était rien; tant il est vrai que dans les sciences les vues de l'esprit les plus ingénieuses et les mieux conçues sont impuissantes à étayer les théories, tant qu'elles-mêmes ne reposent pas sur des faits.

Le fondateur de la doctrine de l'animisme donna, du frisson, une explication plus spécieuse que spécifique. Hippocrate avait fait intervenir les astres, Stahl appela l'âme à son aide. Ce serait elle qui provoquerait dans les parties molles et profondes du corps un état de concentration (*stade de froid*), suivi d'un état de relâchement (*stade de chaleur*).

A la suite de Stahl, nous devons placer Barthez, un de ceux dont le génie a le plus contribué à établir les doctrines vitalistes encore en honneur à l'Ecole de Montpellier. Sans doute le vitalisme n'est pas absolument l'animisme de Stahl, mais il s'en rapproche à plus d'un point de vue. Cette école est respectable par les travaux qu'elle a produits et par les maîtres qu'elle a donnés à la science; mais aujourd'hui

(1) Élysée Français. Du frisson dans l'état puerpéral. Th. inaug. Paris, 1868, p. 21.

elle tombe dans les défauts des écoles surannées et dogmatiques. Au nom du principe vital, elle rejette les moyens d'exploration modernes, et, pour soutenir son autorité ébranlée, n'hésite point à élever à la dignité de dogmes infaillibles les hypothèses les plus discutables. Nous respectons ce principe vital, qui serait la cause de tous les phénomènes normaux ou pathologiques de l'économie ; nous respectons les opinions philosophiques de ses partisans, mais nous croyons aussi que les recherches micrographiques, les vivisections, le thermomètre et tous les autres moyens d'exploration sont d'excellentes choses dont on aurait tort de se priver parce que leurs partisans les plus remarquables sont entachés d'opinions opposées.

Cette digression nous a obligé de laisser un moment de côté Descartes et ses élèves. Ce philosophe était en médecine iatro-mécanicien ; cependant il reprend à propos du frisson les doctrines humorales. « Tout tressaillement et *frisson* dans le corps vient de ce que les parties fluides s'accumulent en un certain foyer unique où la chaleur est à son comble au détriment des autres parties.... Ainsi dans les fièvres qui débutent par le frisson, on peut affirmer qu'elles ont pour point de départ quelques foyers où une humeur vicieuse est entrée en fermentation ; cette humeur infecte le sang, lequel, arrivant au cœur, produit la fièvre (1). »

Sans s'inquiéter beaucoup de l'origine et du mécanisme du frisson, Boerhaave l'avait considéré comme un signe diagnostic d'une grande valeur : « Frigoris ille sensus observatur « adesse in omni febre quæ a causis internis oritur (2). »

(1) Œuvres inédites de Descartes, publ. par le comte Foucher de Careil, 11e partie, p. 69. (Cit. dans Bouchut, Hist. de la médecine, t. II, p. 167).

(2) Van Swieten. Commentaria in Bœrhaav. aphorism., t. II.

Baglivi, le chef des solidistes modernes, a fait, comme Boerhaave, quelques remarques sur la valeur séméiotique du frisson : il a de plus que lui tenté d'en expliquer le mécanisme. Il admet trois variétés de frisson : 1° le frisson critique ; 2° le frisson périodique ; 3° le frisson symptomatique ou erratique. Le premier n'est mauvais que quand il amène la prostration des forces, car il prouve alors que la nature affaiblie fait pour lutter de vains efforts, il eût pu ajouter : pour se débarrasser du principe morbifique. Plus loin, à propos des frissons symptomatiques, il fait remarquer très-justement qu'ils sont symptomatiques d'une suppuration interne, d'un transport de matières morbides vers la tête, ou bien encore il indique que la nature épuisée renonce à lutter contre la maladie (1). Malheureusement Baglivi n'a pu résister lui-même à la tentation d'émettre une hypothèse : il place dans la dure-mère une *force systaltique*.

Hoffmann adopta la théorie de Baglivi, en rejetant toutefois avec raison tout ce qui a rapport à la force systaltique. — Le solidisme moderne était fondé et il est encore debout. — Pour Hoffmann le frisson n'était qu'un effet de spasmes chassant le sang de la périphérie du corps vers les organes internes. Il était, comme on le voit, le précurseur de la théorie vaso-motrice de la fièvre. Cet observateur distingué étudia de plus les conditions étiologiques du frisson : « Le sang, craignant le frisson actuel, se glisse par tout le corps et se rassemble dans les parties les plus chaudes ; car ce sont là des sauts qu'il fait ; et le sang sautant des extrémités du corps vers les parties intérieures, les viscères et les chairs tremblent (2). »

(1) Baglivi. De l'accroissement de la médecine pratique, trad. de Boucher. Paris, 1851, p. 152-164.

(2) Bouchut. Loc. cit., t. II.

Nous avons vu les doctrines solidistes émises d'abord par Asclépiade de Bithynie et Thémison, son disciple, arriver au milieu de variations plus ou moins nombreuses jusqu'à Baglivi et Hoffmann. Il ne s'agit jusque-là que de solidisme pur ; tous ont admis comme base de leur système une altération primitive des solides, sans en rechercher plus loin la cause ; au contraire, Cullen, Brown et Broussais se sont efforcés de la trouver ; ils l'ont appelée, tour à tour, force *nerveuse*, *sthénie*, *asthénie*, *irritation*.

Les travaux de Haller, au XVIIIe siècle, se rapprochent encore davantage des idées actuelles ; il explique le frisson par une contraction de la peau arrivant à la suite d'une irritation périphérique ; Cullen devina presque, lui aussi, les théories modernes, il fit intervenir le spasme des petits vaisseaux : « L'idée que l'on peut se former de la fièvre, dit-il, est qu'elle consiste dans un spasme des extrémités des petits vaisseaux, produit par une cause quelconque qui irrite le cœur et les artères, et que cette irritation diminue jusqu'à la cessation du spasme (1). »

Au commencement de ce siècle, lorsque l'organicisme dominait en maître les sciences médicales, on ne trouvait à toutes les maladies qu'une origine locale. Broussais, dans son *Examen de la doctrine généralement adoptée*, nie les fièvres essentielles et n'attache aucune importance au frisson. C'est simplement, selon lui, l'indice d'une irritation des muqueuses, surtout de la muqueuse gastrique (2).

Nous pourrons terminer à Broussais tout ce qui a trait à l'histoire ancienne du frisson. Les vues les plus subtiles, les opinions les mieux discutées n'ont plus aujourd'hui

(1) Éléments de médecine pratique, t. I.
(2) V. Diction. en 15 vol., art. Frisson.

qu'une simple valeur historique. Malgré son antique origine et l'autorité des noms auxquels se rattache son entrée dans la science, l'humorisme ancien n'a régné qu'un temps ; le solidisme pur, le solidisme mixte de Cullen, etc., l'organicisme n'ont pas pu eux-mêmes réussir à fixer les esprits. Toutes ces doctrines médicales qui ont passionné les écoles et les générations sont tombées dans l'oubli, et il est peu probable qu'elles en sortent jamais.

Nous entrons dans une autre période de l'étude du frisson. Cette fois c'est l'élément nerveux qui joue le principal rôle, l'hypothèse occupe une place de plus en plus restreinte et la solution de la question est recherchée uniquement dans l'observation clinique et la physiologie expérimentale. Ce serait toutefois méconnaître singulièrement l'importance des travaux antérieurs, que de leur nier toute valeur et de les comparer à la science véritable comme on compare la légende à l'histoire.

Tous ces maîtres illustres, à la fois praticiens et philosophes, dont nous venons de rappeler les noms, ont préparé, inconscieusement peut-être, mais avec une patience et une énergie dignes des plus grands éloges, la période scientifique de nos jours.

La méthode philosophique du moyen-âge a peu à peu fait place à la méthode expérimentale ; la physique, la chimie, toutes les branches des sciences médicales ont occupé le terrain que perdaient la dialectique et ses doctrines. Bacon prenait la place d'Aristote, et, comme pour démontrer la supériorité scientifique de la seconde méthode sur la première, à peine était-elle née qu'elle était féconde en résultats ; à peine a-t-on eu recours à la méthode expérimentale que la circulation du sang est découverte, l'application se confond avec l'énonciation, et l'on pourrait dire sans injustice que Harvey a été autant que Bacon le véritable créateur de la méthode expérimentale (1).

Aujourd'hui donc, l'anatomie pathologique, la physiologie expérimentale occupent le premier rang, et non plus le second, ce sont elles qui nous donnent la clef des phénomènes morbides, on n'explique plus rien à priori. Avant de hasarder une théorie, on résume des faits, on les discute, et l'interprétation vient ensuite.

Le frisson n'est qu'une épisode de la fièvre ; on étudia d'abord ce syndrôme, puis on s'attacha isolément à chacun des phénomènes qu'il renferme.

Lobstein de Strasbourg a émis le premier l'opinion que le frisson avaitune origine nerveuse. Son point de départ était, selon lui, les ganglions situés entre les nerfs cérébro-spinaux et les filets du grand sympathique. Une irritation d'origine viscérale leur est transmise par les plexus qui partent des organes malades, de la rate, du foie, de l'utérus, etc. ; des ganglions cette irritation se propage au *sensorium commune*. Analysant ensuite isolément les phénomènes de la fièvre intermittente, Lobstein assigne un moment physiologique à chacun des actes de cette transmission. Les pandiculations, l'horripilation dorsale arrivent au moment où la résistance des ganglions est surmontée par l'excitation ; le froid et le tremblement surviennent quand celle-ci arrive à la moelle épinière. Alors une lutte s'engage dans le système rachidien et, après quelques oscillations, la réaction

(1) On dira peut-être que tout l'honneur de la méthode expérimentale de Harvey revient à Bacon ; je veux bien le croire, mais je ferai observer, pour n'en rien dire d'autre, que Harvey resta fidèle à sa méthode, et certes on ne peut en dire autant de Bacon; car je ne pense pas que ce soit l'expérience ou l'observation qui ait décidé le philosophe de Verulam à croire aux sorciers. (Jaccoud, th. sur l'humorisme, 1863, p. 40, en note.)

s'établit. — Comme on le pense bien, cette théorie ne fut point acceptée sans discussion à son origine. Johnston, Reil, Braschet recherchèrent si cette propriété nouvelle que le médecin de Strasbourg accordait aux ganglions nerveux leur appartenait en réalité ; Braschet fit observer que le mouvement des impressions depuis les ganglions jusqu'à l'axe cérébro-spinal est moins énergique que celui qui se fait des organes vers les ganglions ; il ajoute que, pour qu'ils transmettent une impression au sensorium commune, est il nécessaire qu'ils soient irrités plusieurs fois.

Depuis lors les physiologistes, frappés de ces deux états en apparence incompatibles, le froid et la chaleur, que l'on trouve dans tout accès fébrile, se sont efforcés de les rattacher à une seule et même cause.

Avant de terminer ce chapitre, je suis obligé d'ouvrir une parenthèse afin de montrer comment j'envisage moi-même le frisson de l'état puerpéral, pour en discuter ensuite la pathogénie.

Le frisson n'est, pas comme l'a défini Trousseau (1), un spasme, c'est une convulsion réflexe.

En quoi consiste-t-il et quelle est sa cause ? Il me paraît impossible de faire une réponse unique à cette question ; il est indispensable d'établir au préalable une bonne classification, puis je définirai d'après leur pathogénie les divers groupes de frissons.

1er GROUPE : *Frissons physiologiques.* Cette expression, due à M. Tarnier, me paraît parfaitement convenir pour désigner certains frissons, qui ne sont que des sensations purement subjectives, dues à une modification légère et fugitive des centres nerveux.

(1) Trousseau. Cliniques, t. III, p. 145. Édit. 1868.

2e GROUPE : *Frissons accompagnant un ébranlement profond de toute l'économie.* Ce sont les signes précurseurs de quelque détermination phlegmasique viscérale ; ils ont les deux caractères du syndrome fièvre : une augmentation de la chaleur animale (*calor præter naturam*) et les caractères chimiques de l'urine.

Voyons maintenant comment Ruete, Spiess, Stanius ont expliqué la sensation du froid. Pour eux, ce phénomène est sous la dépendance du grand sympathique, dont l'excitation produit en premier lieu la concentration ou le froid, puis le relâchement ou la chaleur, faits qui du reste se rencontrent à la suite de toute excitation nerveuse.

A côté de ces idées générales qui leur sont communes, Ruete et Stanius professent des opinions différentes sur l'interprétation du frisson. D'après le second, les sensations subjectives de froid dépendent de la disposition vitale des nerfs centripètes de la peau qui transmettent la température atmosphérique au cerveau. Ce qui prouve, selon cet auteur, que le *frisson* procède du *sensorium commune* et non des nerfs cutanés, c'est que la chaleur appliquée sur la peau ne change pas la sensation.

Ruete interprète différemment ce phénomène : « La distension du cœur et des gros vaisseaux amène le vide du système vasculaire périphérique, d'où la contraction de ce système. Les nerfs sensitifs ainsi anémiés perdent leur sensibilité, ils ne sont plus impressionnés par la chaleur qui existe encore ; d'où la sensation d'absence de chaleur (sensation de froid) (1). Ruete aurait pu conclure, à la manière de Romberg, que le frisson n'est qu'une *révolte de nerfs sensitifs* qui réclament leur élément vital.

(1) Aronssohn. Thèse d'agrég. Strasbourg, 1859.

Ces théories expliquent suffisamment le frisson physiologique, celui qui survient à la suite d'une émotion morale vive, par exemple, parce que le phénomène psychologique initial retentit sur le cœur; les frissons que l'on éprouve pendant la miction ou la digestion ont exactement le même mécanisme. — Lorsque, un peu plus loin, nous donnerons une explication du frisson qui suit immédiatement l'accouchement et la délivrance, nous aurons recours aux mêmes théories.

Elles sont, au contraire, insuffisantes pour rendre compte du frisson pathologique; celui-ci renferme quelque chose de plus qu'une simple sensation subjective de froid.

Depuis que, grâce au zèle et aux savantes recherches d'hommes tels que Gavarret, Bouillaud, Roger, Piorry, Hirtz, Charcot, Jaccoud, etc., en France; de Haën, Wunderlich, etc., en Allemagne, la thermométrie est entrée dans la pratique médicale, le frisson a été mieux étudié et sa pathogénie a été envisagée sous un nouveau jour.

Au XVIIIe siècle, un élève de Van Swieten, de Haën, eut l'idée d'appliquer un thermomètre sous l'aisselle d'un malade en proie au frisson de la fièvre intermittente. Il put constater une température supérieure de 3° à 3°,5 centigrades à la température normale du corps humain. Ces recherches furent oubliées pendant près d'un demi-siècle; M. le professeur Gavarret les reprit en 1839. Il publia cette année-là, dans le journal l'*Expérience*, une série d'observations thermométriques prises avec le plus grand soin pendant trois stades de la fièvre paludéenne. Les résultats qu'il mentionnait concordaient en tout point avec ceux de de Haën.

La pratique et la théorie gagnèrent en même temps à ces recherches. Nous n'avons pas à nous occuper de l'importance clinique de la thermométrie; en revanche, nous tâcherons de montrer quelle a été son influence scientifique en donnant un compte-rendu fidèle des progrès faits depuis vingt ans dans l'étude de la physiologie pathologique du frisson.

Il est vrai que les hypothèses les plus bizarres ont surgi et disparu tour à tour en Allemagne. Il semble que les compatriotes de Gœthe ont tenu essentiellement à diriger leur conduite d'après cette maxime du poëte : « que les hypothèses sont nécessaires, et il vaut encore mieux en faire de mauvaises que de ne pas en faire du tout. »

En France l'expérimentation a surtout servi à élucider la pathogénie du frisson. Les travaux de MM. Claude Bernard, Vulpian, Brown-Séquard, ont jeté de la lumière sur des points fort obscurs avant eux.

La sensation de froid éprouvée pendant le frisson, dit M. Claude Bernard dans un travail tout récent, n'est pas purement subjective, elle est réelle, mais périphérique (1). On s'explique ainsi comment Borsieri et Roger ont pu constater un abaissement de température de 1° environ pendant la première période de la fièvre (2).

Il résulte donc de ce que nous venons de dire qu'il y a en réalité deux sortes de frisson :

1° Un frisson physiologique, qui n'est que la conséquence d'une sensation subjective de froid ;

2° Un frisson pathologique, résultant d'un abaissement périphérique de la température.

Cette classification bien établie, voyons quelles sont les sources thermiques du frisson fébrile et quels sont ses facteurs ? Nous tâcherons de déterminer d'abord s'il y a exagé-

(1) Cl. Bernard. Cours de médecine du collége de France. Leçons sur la chaleur animale et sur la fièvre, p. 408. Paris, 1876.

(2) Français. Loc. cit., p. 23.

ration dans le développement de la chaleur ou simplement modification dans sa déperdition.

Il ne nous paraît pas nécessaire pour cela de remonter à Boerhaave et aux théories iatro-mécaniciennes; on sait que pour les partisans de ce système la chaleur animale résultait du frottement du sang contre les parois artérielles et qu'ils ne tenaient aucun compte des réactions chimiques, de sorte que les augmentations de température se trouvaient naturellement expliquées par une exagération des frottements. Voici comment Hales, dans son *Hémostatique*, s'exprime sur ce sujet :

« Dans les fièvres le sang devient si *grossier* et si *gluant* qu'il glisse difficilement à travers les capillaires. Il en résulte une stase dans les artères, un ralentissement de la circulation, une diminution des frottements ; de là vient le *refroidissement* et le *frisson* du début; mais le sang, incessamment poussé par le cœur, traverse les capillaires, l'obstacle est surmonté, la circulation s'accélère, les frottements deviennent d'autant plus considérables et le dégagement de chaleur est d'autant plus intense que la matière *grossière* et *morbifique* est plus abondante. C'est par un mécanisme semblable que la résorption des matières grossières d'une collection purulente détermine un accès de fièvre caractérisé par un *frisson initial*. (1). »

L'hyperthermie que l'on constate pendant le frisson est indépendante des contractions musculaires, qui, comme nous le savons, grâce aux recherches de Braschet et de Becquerel, sont des sources de chaleur. Cette hyperthermie est la résultante de réactions chimiques et rien de plus.

(1) Gavarret. Art. Chaleur du Dictionn. encyclop. des sc. méd., s. I, t. XV.

D'un autre côté, l'augmentation de chaleur précède le frisson souvent de plus d'une heure (1). C'est un nouvel argument contre la théorie mécanique du frisson.

Si donc nous prenons comme source principale de la chaleur animale les réactions chimiques, voyons comment nous pourrons expliquer les variations morbides de la température. Pour cela nous jetterons un coup d'œil rétrospectif sur les théories actuellement en vigueur, et nous verrons quelles variations elles ont subies avant d'arriver au point où elles en sont aujourd'hui. En 1789, Lavoisier s'exprimait ainsi en parlant de la chaleur animale : « La machine animale est gouvernée par trois régulateurs principaux : la *respiration*, qui consomme de l'hydrogène et du carbone et qui fournit le calorique ; la *transpiration*, qui augmente ou diminue suivant qu'il est nécessaire d'emporter plus ou moins du calorique ; enfin, la *digestion*, qui rend au sang ce qu'il perd par la respiration et la transpiration. ». — Cette théorie n'a pas été ébranlée jusqu'aujourd'hui, et, comme l'a fort bien fait observer M. Dumas : « Lavoisier reste intact et impénétrable ; son armure d'acier n'est pas entamée. »

Les matières azotées qui résultent de la décomposition des tissus sont transportées au dehors par l'urine, et les variations de composition que subit journellement ce liquide recrémentitiel ont permis d'apporter de nouvelles preuves à la théorie que nous venons d'énoncer. D'après Redenbacher, l'urine de la période du frisson contient trois fois et demie autant d'urée que l'urine normale (2). Si l'on en croit Syd-

(1) Hirtz. Art. Fièvre du Dictionn. de médecine et de chir. pratique, t. XIV, p. 709.

(2) Redenbacher. Ueber den Harnstoffgehalt des Urins bei intermittens Fieber. (Henle's und Pfeufer's Zeitschr, 1858.)

ney Ringer (1), cette augmentation fébrile de l'urée serait beaucoup plus considérable; l'urine, au moment du frisson, en contiendrait 200? à 500? pour 1000, tandis qu'à l'état normal la proportion ne dépasse pas 20 pour 1000. D'après le même auteur, il y aurait un rapport constant entre l'excrétion de l'urée et l'élévation de la température. Dans ses observations il a constaté qu'à mesure que le thermomètre placé sous l'aisselle montait d'un degré, la quantité d'urée augmentait. L'urine change en même temps de coloration, elle devient plus abondante parce que la circulation du rein est très-active et celle de la peau nulle; la coloration est peu foncée parce que, au moment du frisson, la décomposition moléculaire ne présente pas encore un déchet assez notable pour en troubler la transparence (2).

M. Colin, du Val-de-Grâce, se demande si l'augmentation dans le sang des principes azotés (urée et acide urique) éliminés par l'urine ne serait pas le résultat de la décomposition de la myosine à la suite des contractions musculaires qui constituent le frisson (3).

Nous n'avons pas encore parlé de modifications de la respiration, comme preuve d'une augmentation de combustion. Les premières expériences faites donnèrent à Senator et Traube des résultats négatifs à cause d'une fausse interprétation des phénomènes observés; ces auteurs ont tenu compte, non pas de l'acide carbonique produit dans tel espace de temps, mais de l'acide carbonique contenu dans tel volume d'air expiré (4).

(1) S. Ringer. On the connexion between the heat of the body and the excreted amounts of urea. (The Lancet, 1859.)

(2) Hirtz. Loc. cit.

(3) Colin. Traité des fièvres intermitt., p. 187, en note. Paris, 1870.

(4) Senator. Beiträge zur Lehre von der Eigenwärme und dem Fieber. (Virchow's Archiv für patholog. Anat., 1869, vol. XLV, p. 351.)

Liebermeister (de Bâle) a expérimenté à son tour, et il est arrivé à des résultats très-intéressants relativement à l'élimination de l'acide carbonique pendant le frisson. Voici ce qu'il a constaté à ce sujet : « Dans la seconde demi-heure de l'expérience, tandis que la température monte lentement, la production d'acide carbonique augmente de 45 pour 100. Dans la troisième demi-heure, la température monte rapidement, et l'acide carbonique augmente de 47 pour 100. Il en est éliminé en une demi-heure la quantité énorme de 33 gr. 2, etc. (1). » Ainsi donc, la quantité d'acide carbonique exhalé s'accroît en raison directe de l'excès de chaleur manifestée; or, comme nous savons déjà que le maximum de l'hyperthermie coïncide avec le frisson, il nous est facile de conclure que la plus grande élimination d'acide carbonique correspond à ce moment.

Après ces démonstrations si concluantes, il nous semble qu'il n'est plus permis d'avoir encore des doutes sur la production de la chaleur pendant le frisson. L'excès dans la calorification, durant cette période, nous a été démontré par l'étude de toutes les phases de la combustion, par ses résultats physiques et chimiques, c'est-à-dire par la calorification, par le dosage de l'acide carbonique et de l'urée.

Cette théorie, fondée sur les combustions organiques et sur l'augmentation réelle de la chaleur durant le frisson, compte aujourd'hui un très-grand nombre de partisans.

Passons maintenant aux deux autres. Dans celles-ci, il n'est plus question d'une production anormale de calorique, mais d'une simple modification dans la déperdition ou la distribution de la chaleur normale. D'après le profes-

(1) Cl. Bernard. Loc. cit., p. 420 et 421.

seur Traube (de Berlin) (1), la quantité de calorique ne varie pas au moment du frisson, mais la perte est moindre, de sorte que la chaleur s'accumule dans l'organisme, et la température du sang s'élève.

La contraction des petites artères de la périphérie a paru à Traube un phénomène d'une importance capitale. Dans ses recherches sur l'appareil vaso-moteur, faites en 1863, il dit, à propos de l'hyperthermie centrale de la fièvre, que la cause morbifique pourrait exercer directement son influence sur les centres nerveux et y produire une excitation suivie d'une contraction des petits vaisseaux de toutes les parties périphériques du corps; ou bien son action pourrait porter primitivement sur une autre région de l'organisme, sur les viscères abdominaux par exemple, où l'impression provocatrice de la contraction réflexe des vaisseaux pourrait avoir cette partie du corps pour point de départ; l'anémie locale qui en résulte, grâce à ce mécanisme, refoule le sang dans la profondeur et avec lui la chaleur, dont il n'est que le véhicule; la circulation périphérique étant moins active, la quantité de sang qui circule dans les téguments cutanés diminuant, il y aura vraisemblablement, les conditions du milieu ambiant restant les mêmes, une réduction proportionnelle de l'évaporation qui a lieu à la surface du corps; par conséquent, une des causes de la déperdition de la chaleur diminue. D'autre part, ce resserrement des vaisseaux cutanés aura comme conséquence une suppression, ou, en tout cas, une diminution du rayonnement externe, et comme résultat immédiat, élévation de la température centrale.

(1) Traube. Zur Fieberlehre (med. Centralzeitung, 1863-64), Traube und Zochmann, zur Theorie des Fiebers. (Deutsche Klinik, 1865).

Les faits sur lesquels s'appuie cette hypothèse sont tous à peu près incontestables, mais la théorie qu'en a déduite Traube pèche par son exclusivisme.

D'après lui, le frisson serait toujours un phénomène réflexe dû à l'impression du froid sur le tégument externe. Il est vrai que, telle qu'elle est, cette théorie permet de concevoir aisément le mécanisme de ces frissons que j'ai appelés physiologiques (frisson de la miction, de la digestion, etc.). Prenons par l'exemple le frisson qui suit l'accouchement ou la délivrance. L'utérus distendu revient sur lui-même, et il se fait une déplétion rapide de la cavité abdominale. Les viscères qui l'occupent cessant d'être comprimés, se dilatent de manière à combler le vide qui vient de se reproduire; alors le sang quitte la périphérie du corps et se précipite vers ces organes; ce trouble momentané de la circulation est suffisant pour amener une série de contractions réflexes qui constituent un frisson général.

Cette explication est satisfaisante sans doute, mais elle n'est point à l'abri d'objections, aussi je la donne pour ce qu'elle vaut sans y attacher une importance exceptionnelle. En effet, sans rechercher bien loin, je n'ai qu'à citer M. le professeur Béhier, voici ce qu'il dit à propos du frisson de l'accouchement : « Ce frisson, on le trouve chez la plupart des malades qui ont subi des opérations graves dans les salles de chirurgie; une fois reportés dans leur lit, ils sont pris d'un tremblement qui varie selon les individus, selon la durée de l'opération et selon la douleur perçue : c'est le premier effet du traumatisme. Ce symptôme n'a pas d'autre cause chez les femmes en couches qui viennent, elles aussi, de subir une plaie, une perte de sang habituellement assez considérable, et des douleurs plus ou moins violentes et plus ou moins prolongées (1). »

J'arrive maintenant aux objections que l'on a faites à la théorie de Traube dans son ensemble :

1° Les recherches de Liebermeister et Immermann ont démontré que la diminution des pertes de chaleur consécutive à la contraction des petits vaisseaux périphériques ne produit jamais une élévation de la température centrale comparable à celle que l'on trouve dans le frisson (2) ;

2° Sydney Ringer, Baerensprung, Michael, Thomas, etc., ont démontré que l'hyperhémie centrale était de beaucoup antérieure au frisson.

Ce sont là évidemment des objections assez sérieuses pour faire échec à l'explication du professeur de Berlin. Néanmoins, il ne faudrait pas les généraliser et conclure que la constriction des vaisseaux périphériques ne joue aucun rôle dans cette hyperhémie. Nous croyons, avec M. le professeur Vulpian que pendant le frisson cette contraction doit avoir une certaine influence, mais une influence purement adjuvante (3). Cette opinion mixte me paraît plus conforme aux faits que celle d'Auerbach (4), qui nie complétement la contraction même des vaisseaux périphériques pendant le frisson.

En France, Marey émettait la même année que Traube, en Allemagne, une hypothèse qui se rapproche sensible-

(1) Béhier. Leçons cliniques de la Pitié. Paris, 1864.

(2) Liebermeister (Prager Vierteiahrsschrift, 1865), cit. par Wunderlich, Immermann. (Deutsche Klinik, 1865, nos 1 et 4.)

(3) Vulpian. Leçons sur l'appareil vaso-moteur. T. II, p. 209. Paris, 1875.

(4) Auerbach. Erwägungen über die Ursachen der Eigenwärme. (Deutsche Klinik, 1864, nos 22 et 23.) Cit. par M. Vulpian (loc. cit., t. II, p. 207.)

ment de celle de ce dernier. Il explique le frisson par le resserrement des petites artères périphériques ; pendant ce phénomène morbide, la chaleur et le sang se concentrent dans l'intérieur du corps, la circulation des parties périphériques se trouvant momentanément enrayée, le sang ne va plus s'y refroidir. S'appuyant sur l'augmentation de l'exhalation d'acide carbonique par le poumon au moment de la fièvre, le même auteur croit que la chaleur augmente dans les organes centraux pendant le frisson (1). On voit par là que M. Marey tient compte plus que Traube de l'hyperthermie des fébricitants ; malgré cela, il n'apprécie pas encore ce facteur physiologique à sa juste valeur. Tous les deux n'accordent qu'une trop faible importance aux phénomènes chimiques dont l'économie est le siége ; ils laissent à tort au second plan cette source capitale de chaleur chez les êtres organisés.

Jusque-là j'ai examiné purement et simplement le mécanisme de l'augmentation de température ; je ne terminerai pas sans jeter un coup d'œil sur les causes ordinaires qui activent ou exagèrent les phénomènes chimico-physiologiques de la vie. Si la température augmente parce que les combustions deviennent plus énergiques, sous quelle influence survient elle-même cette recrudescence d'énergie? Tout porte à croire que c'est dans le système nerveux qu'il faut chercher la réponse à cette seconde question.

Dans une note communiquée à l'Académie des sciences, le 29 mars 1852, M. Claude Bernard signala pour la première fois l'influence du grand sympathique sur la chaleur animale. Un grand pas était fait, un grand progrès était accompli. Depuis lors, les travaux de Brown-Séquard,

(1) Marey. Physiologie médicale de la circulation du sang, p. 361. Paris, 1863.

Schiff, von Bezold, Pflüger, etc., ont démontré que les phénomènes calorifiques étaient étroitement liés aux phénomènes circulatoires.

Le dernier mot sur la question n'est pas dit. Au milieu de toutes les hypothèses contradictoires émises jusqu'à ce jour, un fait subsiste, c'est que les centres nerveux jouent un rôle très-important dans la thermogenèse, rôle indépendant des variations de la circulation elle-même. Les nerfs vaso-moteurs, qui viennent, comme on sait, du grand sympathique, servent de régulateurs à la circulation capillaire. Pour M. Cl. Bernard, le sympathique jouerait un autre rôle tout aussi important, il serait à la fois calorifique et frigorifique; sous son influence on verrait survenir dans les organes tantôt une élévation, tantôt un abaissement de la température. Ces variations seraient indépendantes de la circulation et des réactions chimiques qui se passent à l'intérieur des tissus; elles viendraient uniquement des changements qui surviennent dans le fonctionnement de certaines fibres nerveuses dont le rôle ordinaire est de régler le travail physico-chimique de l'économie et la chaleur qui en résulte. La calorification serait une fonction physiologique analogue à la circulation ou à la digestion. Toutes ces vues sont appuyées sur des expériences très-sérieuses : si par exemple on lie tous les vaisseaux qui se rendent à un organe, on voit des variations thermiques s'y produire sous l'influence de l'excitation du sympathique (1).

La théorie de M. Claude Bernard comporte des déductions pathologiques fort intéressantes. Ainsi la fièvre serait une paralysie incomplète et passagère du grand sympathique, le frisson une excitation réflexe du même nerf :

(1) Cl. Bernard. Revue des Cours scientifiques, 1871-72, p. 672. Cit. par Vulpian (loc. cit., t. II, p. 222.)

« Ce phénomène (le frisson), dit-il, nous l'avons vu, peut être produit par la galvanisation du bout central d'un nerf cérébro-spinal (1). »

M. Vulpian, faisant un examen critique de ces expériences, se demande si ces oscillations thermiques sont bien dues à l'influence de nerfs spéciaux, ou si, au contraire, elles ne sont point la conséquence d'une modification survenue dans la nutrition des tissus. Il faudrait admettre alors que des fibres nerveuses sont en communication directe avec tous les éléments anatomiques; en d'autres termes, M. Vulpian touche à la question des nerfs trophiques et conclut en disant que l'existence de nerfs spéciaux de calorification (ou thermiques) n'est pas démontrée et paraît peu vraisemblable (2).

J'ai hâte d'en finir avec cet exposé physiologique, cependant je ne peux le faire sans parler d'une autre théorie aujourd'hui fort en vogue et basée sur les expériences de Tscheschichin (3). Le système nerveux pourrait modérer les phénomènes de combustion sans qu'il soit besoin de nerfs frigorifiques. Le sympathique contiendrait des fibres modératrices des processus thermogènes, mises en jeu par des départements particuliers des centres nerveux. Dans la protubérance annulaire, tout près du bulbe rachidien, on trouverait un centre modérateur de la chaleur.

Des observations cliniques fort bien faites et dues à Benjamin Brodie (Transactions médico-chirurgicales, 1837), Bil-

(1) Cl. Bernard. Leçons de Pathologie expérimentale, p. 347. Paris, 1872.

(2) Loc. cit., t. II, p. 231.

(3) Tscheschichin. Zur Lehre von der thierischen Wärme (Reichert's und du Bois Raymond's Archiv. 1866.)

lroth et Frerichs infirment malheureusement cette théorie, et viennent corroborer au contraire les recherches expérimentales de Naunyn et H. Quincke (1), qui se trouvent en contradiction avec celles de Tscheschichin. Aujourd'hui des physiologistes éminents, tels que MM. Vulpian (2). Heidenhain et Riegel, la rejettent absolument.

Telles sont à peu près les hypothèses formulées pendant ces dix dernières années relativement à l'influence du système nerveux sur la thermogenèse. J'ai fait mon possible pour les classer d'après un ordre plus rationnel que chronologique. J'en passe bien quelques-unes, mais ce sont celles qui n'ont jamais compté que de rares partisans. J'arrive maintenant à une autre partie de la question.

Etant admise l'intervention du système nerveux dans le frisson, comment et dans quelles conditions se produit-elle ?

Pour les uns le syndrome fièvre, tout entier, y compris le frisson, est sous la dépendance d'une altération primitive du système nerveux ; pour les autres, cette altération n'est que secondaire.

Comme je l'ai déjà répété plusieurs fois, les pathologistes de notre temps ont fait avec raison leur profit des récentes découvertes de la physiologie et de la chimie biologique. Malgré les progrès accomplis, la pathogénie des maladies est hérissée d'inconnues dont l'élimination réclamera sans doute de longues et patientes recherches. Pour le moment malheureusement la science moderne s'incine souvent impuissante devant le *quid ignotum* des Latins.

Doit-on admettre que dans l'état fébrile le sang est vicié par une substance nouvelle (materia peccans) ? Ces agents

(1) Naunyn et H. Quincke. (Reichert's und du Bois Raymond's Archiv. 2 cah., 1869.)

(2) Vulpian. Loc. cit., t. II, p. 250.

pyrétogènes que l'on a appelés tour à tour éléments septiques, miasme paludéen, ferments, matières régressives, micrococus, rhizopus, bactéries, bactéridies que sais-je? modifieraient, en leur qualité d'éléments étrangers, certains départements du système nerveux d'après les uns, agiraient directement sur les éléments de l'organisme, d'après les autres, et en modifieraient la nutrition ; ainsi, par exemple, pour MM. Wachsmulh et Germain Sée, les globules sanguins seraient surtout intéressés par l'élément pyrétogène.

Quelle qu'en soit la nature, je peux parfaitement supposer qu'il agit toujours par l'intermédiaire du sang. C'est par son introduction dans ce liquide qu'on arrive à se rendre compte, sinon à l'expliquer complétement, du frisson, ce messager néfaste d'un drame pathologique. Dans les fièvres exanthématiques, puerpérale, miasmatique, traumatique ? dans la pyohémie, érysipèle etc., il ne semble pas avoir d'autre cause. « Le sang, une fois altéré, n'offre plus à la substance organisée et vivante les conditions normales du conflit d'où résultent la nutrition intime et tous les phénomènes physico-chimiques qui ont lieu dans cette substance (1). »

Ainsi qu'on le voit, les points d'interrogation sont multiples ; et sans aller plus loin, je suis obligé de reconnaître qu'il y a dans la pathogénie du frisson une inconnue qui n'est pas encore dégagée ; je vois que l'altération du sang est une cause fréquente et puissante du frisson, mais la nature et le point de départ de cette altération ne me paraissent pas parfaitement déterminés pour toutes les affections dans lesquelles on l'observe. Les sporules, les monades, les algues, les vibrions,e tc., sont autant de mots encore très-peu plau-

(1) Vulpian. Loc. cit., p. 268.

sibles qui ne désignent que des êtres hypothétiques qu'on pourrait multiplier à l'infini. Pour mon compte, je me garderai bien d'y recourir et d'étendre encore le champ, trop fertile, des suppositions ; je me contente de constater les lacunes que présentent sur ce point nos connaissances actuelles.

Je touche à la fin, mais il ne serait pas tout à fait inutile de résumer ce que nous savons de précis sur la question :

Les centres nerveux, impressionnés par une cause morbifique connue ou inconnue, provoquent, au moyen des vaso-moteurs, une constriction des vaisseaux périphériques, et une dilatation des vaisseaux centraux ; ils activent ainsi les phénomènes physico-chimiques d'où provient la chaleur.

Mais tout cela est insuffisant pour expliquer certains cas. Si, par exemple, nous prenons deux femmes récemment accouchées; chez toutes les deux nous trouverons une véritable abondance de matières pyrétogènes, l'une d'elles n'éprouve pas même une sensation de froid, et chez l'autre on observe des frissons d'une extrême violence ; c'est le cas de dire un mot de cette grande question de la *prédisposition*. Pour le frisson, comme pour tout autre accident morbide, on doit compter avec la cause et avec le milieu sur lequel elle s'exerce; pour que la première produise son effet, il faut que l'économie *consente* à *recevoir l'impression morbifique*. La réceptivité des nerfs périphériques pour les agents extérieurs et celle des muscles lisses des vaisseaux pour les courants nerveux réflexes qui les atteignent sont de la plus grande importance. Je donne d'ailleurs trois observations qui militeront mieux en faveur de la prédisposition que tous les arguments à priori que l'on pourrait apporter.

Disons maintenant quelques mots seulement sur les

phénomènes caractéristiques du frisson. Depuis la sensation de chair de poule jusqu'au tremblement le plus violent avec claquement des dents, depuis le sentiment de fatigue jusqu'à la courbature généralisée, tout n'est qu'une manifestation de l'état actuel de la circulation médullaire sous l'influence de la congestion; le cœur et les gros vaisseaux congestionnés à leur tour deviennent le siége de battements tumultueux et irréguliers; la respiration est gênée, les extrémités des doigts et des orteils souffrent et diminuent de volume, la face est pâle ou cyanique; la soif intense que les malades éprouvent pendant cette période est un phénomène également dû à la congestion viscérale.

Plus le spasme originel est intense, plus les organes centraux sont congestionnés; d'un autre côté, ce spasme est directement proportionnel à la rapidité de l'échauffement, et on ne le trouve point quand la fièvre débute lentement (1).

Je citerai maintenant les observations dont j'avais parle. La première, je la dois à l'obligeance de mon excellent ami et collègue Cuffer.

Observation I. — Infection putride puerpérale. — Insertion vicieuse du placenta (centre pour centre). — Version. — Guérison.

La nommée Schmidt, âgée de 38 ans, est transportée dans le service de M. Millard, le 23 octobre 1875 (salle Sainte-Joséphine, n° 29). Cette femme primipare, entrée le même jour dans le service de M. le docteur Sirédey, est accouchée au moyen de la version par l'interne de garde. — Accouchement à terme. Hémorrhagie abondante. Enfant mort-né.

A son arrivée dans la salle Sainte-Joséphine, on constate une fièvre très-intense; la malade a eu des *frissons* très-vio-

(1) Hirtz. Art. Fièvre, dans le nouv. Dictionn. de méd. et de chir. prat. T. XIV, p. 734.

lents. Les lochies ont une odeur fétide, due probablement à la rétention d'un fragment placentaire.

Le 24. La malade a eu deux *frissons*. Pas de péritonite, pas de vomissements; l'utérus est très-volumineux; le col utérin est entr'ouvert. Mêmes caractères des lochies.

Le 25. Même état; a eu un *frisson*.

Le 26. *Frisson*.

Le 27. La malade est très-abattue. Aspect typhoïde. Fièvre considérable. *Frisson*. Le ventre est peu douloureux; — pas de péritonite. L'utérus ne revient pas; il est très-volumineux. Pas de gêne respiratoire; — pas de douleurs articulaires; — rien du côté du foie; — rien au cœur et dans les plèvres. — Fétidité des lochies. Traitement : Injections vaginales au permanganate de potasse. Sulfate de quinine, 0,90.

Le 28. Pas de frisson;—peu de fièvre. Lochies moins fétides; — pas de douleur abdominale. Peau moite; a dormi un peu.

Le 29. Nouveau *frisson* ce matin (tempér. axill. pendant le frisson (41°); pas de signes de péritonite, pas de signes d'infection purulente. — Utérus un peu moins volumineux. Trait. : Alcoolature d'aconit, 4 gr.; sulf. de quinine, 0,90.

Le 30. Pas de frisson. — Pas de fièvre. La malade se sent mieux.

Le 31. Nouveau *frisson*, moins intense que les précédents. Lochies moins fétides.

Depuis le 1er novembre jusqu'au jour de la sortie de la malade, le 10 novembre, il n'y a pas eu de frissons; les symptômes ont été en décroissant; l'utérus s'est rétracté jusqu'à son volume normal, les lochies ont perdu leur fétidité. La guérison a été complète.

Cette observation semble être un cas d'infection putride puerpérale. La fièvre a pris le caractère intermittent tierce, d'une façon très-nette, ainsi que l'on peut s'en assurer par l'examen de la courbe thermométrique (la température a été toujours été prise dans l'aisselle avec un thermomètre centigrade).

OBSERVATION II. — Lymphangite utérine. — Primipare. — Absence de frisson. — Mort. (Personnelle.)

La nommée Frémond Sylvie, primipare, âgée de 29 ans, femme de chambre, entre le 28 mai 1875 à l'hôpital Lariboisière, service de M. le docteur Siredey. Trois heures et demie après son entrée, elle accouche naturellement d'une fille qui pèse 2,925 gr.

Cette malade a été réglée pour la première fois à 16 ans et l'a toujours été régulièrement depuis lors. Elle voyait durant 4 ou 5 jours sans douleur ni caillots. Elle a toujours été bien portante. Jamais de fausses couches.

Grossesse normale. Vomissements les trois premiers mois. Le travail a duré 15 heures environ. La délivrance a eu lieu naturellement trois quarts d'heure après l'accouchement, elle n'a été suivie ni d'hémorrhagie ni de frisson.

Nous constatâmes alors une déchirure du périnée longue de deux centimètres et pour laquelle nous appliquâmes immédiatement trois serres-fines (1).

A la visite du soir, 7 heures après l'accouchement, malgré un état de bien-être apparent, on trouve beaucoup de fièvre. L'utérus, indolent à la pression, est distendu et touche à l'ombilic. Pas d'hémorrhagie, pas de traces de sang sur les linges qui touchent les parties génitales. La vessie un peu distendue, on la vide par le cathétérisme.

Le lendemain 29. Fièvre très-vive, *sans frisson*. Céphalalgie, face congestionnée, yeux brillants, langue sèche, pouls fréquent; le ventre est souple, indolent à la pression; toutes les cinq ou six minutes environ, des douleurs peu intenses sous forme de tranchées sont accusées par la malade; miction

(1) Dans plus de vingt cas de déchirure du périnée à la suite de l'accouchement que nous avons eu l'occasion de soigner cette année, la réunion avec les serres-fines a toujours été suivie d'un succès complet.

facile. Les lèvres de la déchirure périnéale sont complétement réunies. Collodion sur le ventre; à l'intérieur, sulfate de quinine, 1 gr.

Le 30, même état. La malade a passé une bonne nuit. Se plaint toujours de tranchées qui reparaissent à des intervalles beaucoup plus éloignés que la veille. On sent l'utérus à trois travers de doigt au-dessous de l'ombilic. Pas la moindre sensation de froid.

Le 31. Nuit très-agitée, rêvasseries. La fièvre est très-intense sans frisson initial; le ventre est légèrement météorisé, un peu douloureux à la pression, surtout vers les cornes de l'utérus. Les seins sont pour la première fois turgescents, gonflés, luisants, des veines dilatées se dessinent à la surface.

Le 1er juin. Même état général, langue sèche, rugueuse, rouge sur les bords. Le météorisme du ventre dépasse l'ombilic, il est très-douloureux à la pression dans toute la région sous-ombilicale. Les douleurs paraissent plus intenses au niveau de la corne gauche de l'utérus, que l'on trouve à cinq travers de doigt au-dessous de l'ombilic. — Pas de vomissements ni de nausées. La malade n'a pas uriné depuis la veille. Cathétérisme. Lochies sales et un peu fétides.

Douze sangsues de chaque côté au-dessus de l'arcade de Fallope, cataplasmes, onguent napolitain belladoné, sulfate de quinine, 1 gr.

Le 2 juin. Les sangsues ont beaucoup soulagé la malade, elle est satisfaite de son état et accuse une amélioration très-sensible. Nous ne constatons nous-mêmes aucun changement dans l'état général; la fièvre, le ballonnement du ventre sont les mêmes; la douleur est un peu moins intense, mais elle est réveillée par de légères pressions sur la corne gauche de l'utérus. Aucune sensation de froid.

Le 3. État général plus mauvais; facies hippocratique teinte subictérique, yeux excavés, langue sèche, coriace. Une diarrhée très-abondante s'est déclarée depuis la veille. Le ventre est beaucoup moins ballonné qu'hier. La pression sur la région épigastrique détermine une vive sensation de souffrance, mais beaucoup moins intense que celle que la malade ressent dans la région sous-ombilicale. L'utérus est à sept centimètres au-dessous de l'ombilic.

Au toucher, on constate du côté gauche du col une déchirure qui se prolonge jusqu'au cul-de-sac correspondant; le doigt est souillé de lochies dont l'odeur est repoussante. Miction facile. Rien d'anormal du côté du cœur et des poumons. Les mouvements des jointures sont libres et indolents; pas de trace de phlébite dans les membres inférieurs, seins flasques sans lait. Les lèvres de la déchirure du périnée, qui paraissaient réunies les premiers jours, se sont décollées et recouvertes d'un exsudat grisâtre de mauvaise nature. *Pas de frisson. Ut supra*, sulf. de quin., 50 centigr.

Le 4 juin. Nuit mauvaise. Délire, idées incohérentes, pommettes saillantes, nez effilé, faciès très-amaigri; voix entrecoupée. La respiration et les bruits du cœur sont précipités; le ventre est peu météorisé; c'est à peine si la malade accuse une douleur à la pression au niveau de la corne gauche. Quatre injections intra-utérines au permanganate de potasse faites dans la journée d'hier et d'aujourd'hui ne font pas soupçonner la présence de détritus placentaires dans l'intérieur de l'utérus, le liquide injecté ressort inodore et ne ramène aucun débris. Quelques nausées sans vomissements.

La malade succombe vers dix heures et demie du soir, dans un état comateux après une journée d'agitation et de délire, sans avoir jamais ressenti, pendant les 8 jours qu'a duré sa maladie, ni frissons ni sensation de froid.

Autopsie. Péritoine légèrement vascularisé; les anses intestinales, distendues par des gaz, sont à peine unies les unes aux autres par de fausses membranes minces et sans consistance. On aperçoit dans les espaces libres un peu de liquide puriforme, un peu plus abondant dans le petit bassin. En suivant la colonne lombaire, on découvre des ganglions lymphatiques nombreux qui sont tuméfiés, rougeâtres, quelques-uns contiennent un jus blanchâtre.

L'utérus, assez volumineux, mesure de 12 à 13 cent. de hauteur et à peu près la même dimension en largeur d'une corne à l'autre; le péritoine qui le recouvre offre des traces d'inflammation. Sur son bord droit, des incisions superficielles au niveau de l'insertion du ligament large font découvrir un pus parfaitement blanc, crémeux.

Sur son bord gauche, on remarque superficiellement des vaisseaux dilatés en forme d'ampoule, qu'on peut suivre assez loin par la dissection et qui contiennent comme les précédents un pus crémeux.

Le parenchyme utérin semble sain et n'offre aucune trace de ramollissement.

Les sinus veineux que l'on trouve au niveau de l'insertion placentaire, de même que les veines du parenchyme, ne contiennent aucune trace de pus.

A la face interne de l'utérus et vers sa corne droite, on trouve quelques débris de placenta; des détritus noirâtres assez fétides occupent le reste de cette surface; un mince filet d'eau les détache facilement.

L'ovaire gauche est congestionné, mais sa consistance est à peu près normale. L'ovaire droit est ramolli, diffluent, tombant en détritus. Rien dans les trompes.

Rien d'anormal dans les autres organes splanchniques. Le foie et le poumon, examinés avec plus d'attention, ne contiennent pas le plus petit abcès métastatique.

OBSERVATION III. — Lymphangite utérine. — Primipare. — Taches bleues sur les jambes. — *Pas de frisson.* — Mort. (Personnelle.)

Isambart Inna, couturière, âgée de 21 ans, d'une constitution délicate, entre le 16 juillet 1875 à l'hôpital Lariboisière, dans le service de M. le docteur Siredey, à huit heures du soir; elle accouche naturellement le lendemain à 6 heures du matin, 10 heures après son entrée, d'une fille pesant 3,425 gr. Les premières douleurs ont commencé 24 heures avant son accouchement; les eaux se sont écoulées en partie à son entrée à l'hôpital.

Délivrance facile sans intervention, 10 minutes après. Pas d'hémorrhagie ni avant ni après, pas de frisson.

Les règles sont apparues à 14 ans; elles ont été irrégulières et abondantes pendant les premières années, toujours accompagnées de fortes coliques, sans caillots. Jamais de fausse couche. Grossesse normale.

Les 24 premières heures se passent sans que la malade ressente aucun trouble.

Dimanche matin, c'est-à-dire le 18 juillet, à la suite de quelques tranchées un peu plus fortes, cinq ou six caillots peu volumineux et sans odeur sont expulsés. Pas de frisson.

Lundi 16 juillet. A la visite du soir, la malade attire l'attention sur une douleur abdomidale intermittente, pongitive, différente de celles que produisent les contractions utérines. Elle est inquiète et troublée; néanmoins, son état général ne paraît pas mauvais. La fièvre est très-marquée; les seins sont peu engorgés; sur le mamelon droit, on trouve une crevasse qui la fait beaucoup souffrir.

Le mardi 20, le matin, au moment de la visite, on la trouve avec une fièvre très-intense, de la céphalalgie, de l'agitation. Le ventre est ballonné dans la région sous-ombilicale à deux travers de doigt au-dessous de l'ombilic, l'utérus est très-douloureux à la pression, surtout au niveau de sa corne gauche. Les seins sont dans le même état que la veille : langue un peu sèche, de temps en temps des nausées sans vomissements, miction facile. — Pas de frisson.

Dix ventouses scarifiées sur le ventre, frictions à l'onguent napolitain, extrait thébaïque, 0,10 en 4 pilules.

Le 21, même état : souffle très-fort et doux accompagnant le premier bruit et ayant son maximum d'intensité à la base souffle anémique).

Le 22. Le ballonnement et la douleur ont gagné la région sus-ombilicale. Toujours des nausées sans vomissements ; les seins sont modérément engorgés, les lochies, inodores jusqu'à ce jour, commencent à devenir un peu fétides. — Pas de frisson.

Le 23, même état : ventre beaucoup moins ballonné qu'hier.

Le 24. Pour la première fois, vomissements alimentaires dans la matinée. Par le toucher on trouve que le col utérin est déchiré des deux côtés, de sorte que les lèvres présentent la forme d'un tablier. Ventre dans le même état.

Lochies fétides, une injection intra-utérine avec une solution au permanganate de potasse ne ramène aucun débris placentaire, on continue à en faire trois par jour. Collodion sur le ventre.

Le 25. Quelques vésicules d'herpès sur la lèvre supérieure. — Même état. Le ventre paraît moins sensible à la pression.

Le 26. Le malade commence à avoir de la diarrhée ; cinq selles dans la journée. Injections intra-utérines avec une solution de thym.

Le 28. Ventre moins ballonné ; utérus à 4 travers de doigt au-dessous de l'ombilic est très-douloureux à la pression. Les nausées sont accompagnées de vomissements glaireux. La diarrhée persiste ; la peau est sèche et chaude ; aucune sensation de froid.

Le 29. La malade est plus accablée ; elle a déliré pendant toute la nuit. Hyperesthésie très-marquée des deux membres inférieurs ; le moindre attouchement éveille des douleurs très-vives, pourtant on ne trouve ni œdème, ni changement de coloration des téguments, ni traces de phlébite. L'état général est plus mauvais ; la diarrhée continue ; pas de frisson.

Le 30. Nuit mauvaise ; délire continuel, hyperesthésie aussi marquée qu'hier.

Le 31. Délire beaucoup plus violent pendant la nuit ; elle a essayé deux fois de se lever. A la visite du matin on la trouve complétement défigurée : facies hippocratique, nez effilé, yeux excavés, peau collante. Les paroles sont incohérentes; la malade répond sans intelligence aux questions qu'on lui adresse. — Soubresaut des tendons, carphologie, tremblement des lèvres, hoquet, nausées sans vomissements. Utérus à sept centimètres environ au-dessous de l'ombilic; il semble indolent à la pression; la palpation des membres inférieurs réveille encore un peu de douleur. — Sur la face externe et antérieure des jambes, au-devant des tibias, nous remarquons plusieurs taches bleues un peu irrégulières sur leurs bords, larges comme une petite lentille, tout à fait semblables à celles que j'ai eu l'occasion de voir pendant mon internat à l'hôpital de la rue de Sèvres sur des enfants atteints de diphthérie et que mon maître, M. Bouchut, considère comme des infarctus sanguins siégeant dans le tissu cellulaire sous-cutané. Le cœur examiné avec la plus grande attention ne laisse apercevoir aucun trouble dans le rhythme de ses bruits; le souffle que nous avons entendu au commencement de la maladie persiste avec la même intensité. La diarrhée continue; pas de frissons.

La malade succombe dans la nuit.

Autopsie faite le 2 août à 8 heures du matin. Aucune trace de péritonite; pas de fausses membranes; pas d'épanchement péritonéal. Les anses intestinales légèrement distendues par les gaz, libres d'adhérences, présentent par ci, par là, quelques arborisations très-fines. La surface péritonéale de l'utérus ne présente aucune trace de phlegmasie. L'organe, complétement revenu sur lui-même, mesure 10 cent. en hauteur, et à peu près autant d'une corne à l'autre; en regardant avec un peu d'attention, il est facile de voir, aussi bien sur sa face antérieure que sur sa face postérieure, tout à fait à la superficie, de petites ampoules remplies d'un pus blanc crémeux, qui ne sont autre chose que des dilatations des vaisseaux lymphatiques; ceux-ci, cheminant dans la couche superficielle, contiennent du pus comme de la crème. Par des incisions plus profondes on voit que les parois des reins et des sinus sont lisses et indemnes de toute altération pathologique et qu'elles ne contiennent qu'un peu de sang pur mélangé à quelques caillots d'une légère consistance. La surface interne de l'utérus est d'un rouge noirâtre, sans mauvaise odeur; des incisions pratiquées vers la corne gauche, au niveau de l'insertion placentaire laissent couler du sang. Le col déchiré complétement sur les côtés est lisse, noirâtre, ramolli et d'une fétidité repoussante. Les annexes de l'utérus, ovaires trompes et ligaments ne présentent aucune altération, sont libres et sans adhérences.

Les ganglions lombaires sont tuméfiés; les deux poumons congestionnés à leur face postérieure. Le cœur ne contient point de caillots; sa surface interne, d'un rouge foncé, est souillée d'un sang noirâtre et liquide. Les valvules n'offrent pas de lésions. Rien d'anormal dans les autres organes splanchniques.

Pas de trace de phlébite dans les veines des membres inférieurs; leurs parois sont lisses; elles ne contiennent point de caillots.

Les taches bleuâtres observées au-devant des tibias pendant la vie sont constituées par une infiltration sanguine, criblée de graisse, avec un point plus noir au centre. Ces taches se trouvent dans le pannicule graisseux sous-cutané.

Je m'arrêterai ici un instant sur une théorie récente relative à la nature du frisson chez les femmes enceintes et nouvellement accouchées, elle est due à M. Pfannkuch (1). Je l'ai connue malheureusement trop tard pour que je puisse en contrôler rigoureusement l'exactitude; je le regrette d'autant plus vivement que dans mes huit observations les choses se sont passées à peu près comme l'indique l'auteur allemand.

(1) Ueber den Frost der Neuentbundenen. Arch. f. Gynäkologie. B. IV, H. 2. 1874.

Déjà en 1830, dans un mémoire publié à Paris, Tremble affirme que la mort du fœtus dans l'utérus est annoncée par des frissons sur le ventre de la mère (1).

M. Français n'attache aucune importance à ce phénomène ; dans sa thèse inaugurale, il affirme qu'il n'a jamais trouvé chez des femmes qui viennent d'accoucher d'enfants morts le moindre souvenir du symptôme signalé par Tremble.

La théorie de Pfannkuch repose sur des faits analogues à ceux que mentionne Tremble. Pour lui le frisson qui suit l'accouchement ne viendrait pas, comme on le dit généralement, d'une anémie périphérique ; il serait la suite d'une refroidissement réel, produit par la suppression brusque d'une source de chaleur chez la mère. La température du fœtus, source thermique, est en effet supérieure à celle de la mère, de sorte que la température moyenne de la femme enceinte est la résultante de deux autres :

La température fœtale,

La température maternelle.

Si le premier terme, le plus élevé, est brusquement supprimé, la température moyenne s'abaisse aussitôt.

Des faits cliniques viennent à l'appui de cette théorie.

1° Quand le fœtus est mort prématurément, les femmes enceintes accusent souvent de légers frissons et un sentiment de froid.

2° Les accouchées dont le fœtus est macéré depuis longtemps ne présenteraient point après la délivrance le frisson caractéristique.

Cela dit, je vais exposer les faits que j'ai observés moi-même ; ils sont peu nombreux, j'en conviens ; mais

(1) Elys. Français. Loc. cit., p. 30. (Ce mémoire ne se trouve ni à la Bibliothèque de l'École de médecine ni à la Bibliothèque nationale).

malgré leur petit nombre, ils apportent un nouvel appoint à cette théorie (1).

OBSERVATION IV. — Accouchement prématuré (7 mois 1/2 environ. — Enfant mort et macéré. — Frisson 7 jours avant l'accouchement. (Personnelle.)

Eugénie Fontaine, fleuriste, âgée de 25 ans, entre à l'hôpital Lariboisière le 10 septembre 1875, dans le service de M. Siredey.

Multipare, réglée pour la première fois à 15 ans et demi. La menstruation a toujours été irrégulière de 15 à 18 ans; tous les retours de règles étaient accompagnés de coliques; le sang contenait des caillots souvent pendant 4 à 5 jours.

Dernière grossesse il y a 3 ans : accouchement prématuré à 7 mois d'un enfant probablement syphilitique (taches rouges sur les mains et sous la plante des pieds), qui ne vécut que 3 jours. — Seconde grossesse, plus facile, six mois après la première couche. Accouchement prématuré à 8 mois d'un enfant mort macéré. Elle ne se rappelle pas avoir éprouvé de frissons pendant les derniers jours de sa grossesse.

Règles revenues deux mois après et apparues pour la dernière fois le 15 janvier de cette année. Grossesse facile. Dix jours avant son entrée dans le service, sans cause appréciable ni chute, ni fatigue, elle ne sentit plus les mouvements de l'enfant, et 3 jours après (7 jours avant son entrée à l'hôpital), vers 4 heures de l'après-midi, fut prise brusquement d'un frisson intense avec claquement de dents, frisson qui dura 1/2 heure environ, et fut suivi d'horripilations pendant toute la soirée; sueurs profuses dans la nuit. Depuis lors, rien de semblable; elle continua de travailler et de se bien porter jusqu'au moment où apparurent les douleurs.

(1) Cazeaux, dans son Traité d'accouchement (édit. 1870, p. 366), fait remarquer que, d'après Burns, le frisson suivrait de très-près la mort du fœtus; mais, quant à lui, il ne se rappelle pas avoir jamais observé rien de semblable.

La veille de son entrée elle est prise d'étourdissements, sans perte de connaissance, et fait une légère chute dans son escalier.

On ne trouve chez elle aucune trace de syphilis, ni dans le passé, ni dans le présent; pourtant, d'après les renseignements qu'elle donne, son mari, commis voyageur, aurait eu quelques accidents.

Le 10, à 8 heures du matin, premières douleurs. Les eaux se sont écoulées au moment de l'accouchement, à une heure dans la nuit. Délivrance naturelle 1/2 heure après, sans qu'il soit survenu d'hémorrhagie.

Aucun sentiment de froid pendant le travail et après la délivrance.

Transférée dans le service de M. Millard (1); sort le 22 septembre.

OBSERVATION V. — Accouchement presque à terme d'un enfant mort-né macéré. — Frissons répétés les quatre derniers jours qui précèdent l'accouchement. (Personnelle.)

Hélène Lapeyrouse, âgée de 24 ans, femme de chambre, primipare, entre pour accoucher le 22 octobre 1875, dans le service de M. Siredey. Premières règles à 14 ans, les dernières le 8 janvier de cette année; toujours d'une santé excellente; jamais de fausses couches. Elle ne se fatigua nullement pendant la grossesse, qui d'ailleurs fut très-facile et sans complications.

(1) Je dois à l'obligeance de M. le Dr Parrot cette petite note, qui m'a été remise par mon excellent collègue M. Letulle. Qu'ils veuillent bien accepter mes remercîments. Les humérus que m'a donnés M. Letulle, le 14 septembre 1875, proviennent d'un fœtus de 7 à 8 mois, à en juger par leurs dimensions. Ils présentent les altérations suivantes : 1° coloration jaune du tissu osseux proprement dit; 2° épaississement considérable de la couche chondro-calcaire; 3° inégalités mamelonnées de cette couche. Toutes lésions qui appartiennent à la syphilis héréditaire. (Comm. écrite.)

Elle ne sait pas à quoi rattacher la mort du fœtus : pas de chute.

Depuis 7 ou 8 jours les mouvements de l'enfant ne sont plus ressentis par la mère. — Quatre jours avant qu'elle accouche, elle éprouve des frissons, tantôt intenses accompagnés de claquement de dents, tantôt de légères horripilations.

Les premières douleurs ont commencé à la veille de son accouchement (le 21 octobre, à 11 heures du matin). Les eaux se sont écoulées en arrivant à l'hôpital ; — accouche à midi, le 22 ; très-peu de temps après, délivrance naturelle sans hémorrhagie. — Pas de frisson pendant le travail et après la délivrance.

Transférée à la salle Sainte-Joséphine (service de M. Millard); sort en bon état le 9 novembre.

OBSERVATION VI. — Accouchement prématuré. — Enfant mort macéré (huit mois environ). — Frisson huit jours avant l'accouchement. (Personnelle.)

Villain, Alphonsine, couturière, âgée de 28 ans, entre à la salle Sainte-Anne, pour accoucher le 2 octobre 1875. — Douleurs commencées. Premières règles à 18 ans, souvent très-douloureuses et accompagnées de caillots; les dernières à la fin de janvier 1875. Accouchée une première fois à terme en 1869 d'un enfant aujourd'hui vivant et bien portant. Jamais de fausses couches. Cette seconde grossesse fut facile et sans complications. Son métier est très-fatigant et l'oblige de soulever souvent de lourds fardeaux. Samedi 25 septembre, dans la journée, elle fit un faux pas et le soir même, elle remarqua que son enfant ne remuait plus. Le lendemain matin, pour la première fois, sans qu'elle s'explique la cause, elle éprouve un frisson très-violent avec claquement de dents qui dure assez longtemps. Dans la soirée elle éprouve des sueurs très-abondantes; les jours suivants, jusqu'au moment de l'accouchement, et souvent dans la journée, au milieu de son travail, elle est prise d'horripilations.

Les douleurs ont commencé dans la nuit du 1er octobre. Arrivée le 2, à 10 heures du soir, elle est accouchée immédiatement, après la délivrance naturelle sans complications. Les eaux se sont écoulées au moment de l'accouchement.

Frisson pendant l'expulsion; aucune sensation de froid après la délivrance. Transférée dans le service de M. le docteur Guyot; sort en très-bon état le 12 octobre.

OBSERVATION VII. — Avortement à six mois d'une fille macérée. — Frisson. (Personnelle.)

Le 5 octobre 1875, on amène dans le service d'accouchement, à Lariboisière, la nommée Flora Bourguignon, domestique, âgée de 23 ans.

Primipare, jamais de fausses couches. Réglée pour la première fois à 11 ans régulièrement et sans douleurs; dernières règles vers le milieu de mars. Rien d'anormal pendant la grossesse, sauf quelques vomissements tout à fait au début. Quinze jours avant l'accouchement, le fœtus cesse de remuer; vers la même époque, elle se rappelle avoir ressenti, pour la première fois, des frissons sans claquement de dents. Ces frissons se sont répétés souvent dans la journée.

Les premières douleurs ont commencé dans la nuit du 4 octobre. Le lendemain, pressée de douleurs très-fortes, elle alla consulter une sage-femme; pendant le trajet elle accoucha dans la rue d'un enfant macéré. La délivrance se fit très-vite, sans accidents, pendant qu'on l'amenait à l'hôpital. Pas de frissons.

La mère est syphilitique, nous avons trouvé plusieurs plaques muqueuses sur la vulve et l'anus; l'enfant étant très-macéré, on ne trouve pas de traces de syphilis sur les téguments. Transférée à la salleSainte-Joséphine, service de M. Millard, elle put quitter l'hôpital en bon état le 13 octobre.

OBSERVATION VIII. — Avortement d'un enfant macéré à six mois et demi environ. — Frisson trois jours avant l'accouchement. (Personnelle.)

Sèche, Eve, couturière, âgée de 22 ans, entre pour accoucher, le 6 octobre 1875, à l'hôpital Lariboisière, service de M. le docteur Siredey. Il y a un an et demi, accouche pour la première fois d'un enfant de sept mois et demi, à peu près complétement macéré.

Réglée pour la première fois à 15 ans; les règles étaient abondantes; elles ont toujours été accompagnées de douleurs et de caillots.

Les dernières règles apparurent au commencement de mars 1875.

D'une constitution délicate, très-anémique; a toujours joui d'une assez bonne santé, elle ne paraît pas avoir eu la syphilis.

Grossesse pénible (vomissements, douleurs très-fortes dans les reins). Pas d'hémorrhagies.

Depuis 10 ou 12 jours, cette personne avait cessé de sentir les mouvements de son enfant. Pas de chute, pas de fatigue.

Le 3 octobre, au milieu de la journée, et sans qu'elle puisse se rendre compte de la cause, elle est prise d'un frisson violent avec claquement de dents durant 10 minutes environ et suivi de sueurs et d'horripilations tous les jours qui ont précédé l'accouchement.

Les premières douleurs ont commencé la veille dans la nuit; elle arrive à l'hôpital, vers trois heures et demie à peu près, et accouche immédiatement.

Les eaux se sont écoulées dans l'après-midi; délivrance naturelle 10 minutes après. Eprouve un léger frisson par le changement de lit. Transférée à la salle Sainte-Marie, service de M. Isambert, sort complétement rétablie le 18 octobre.

OBSERVATION IX. — Accouchement prématuré à sept mois environ. — Enfant mort macéré. — Frissons dix jours avant l'accouchement. (Personnelle.)

Elisa Debaye, repasseuse, âgée de 25 ans, entre dans la

salle d'accouchements du service de M. le docteur Siredey, le 15 septembre 1875.

Multipare. Sur 11 grossesses, elle n'est accouchée que deux fois à terme; les fausses couches ont eu lieu à différentes périodes de la grossesse.

Réglée pour la première fois à 18 ans 1/2, toujours sans douleurs et d'une façon régulière. D'une bonne santé habituelle, ne paraît jamais avoir eu la syphilis. Donne des renseignements douteux pour ce qui concerne son mari. Dernières règles au mois de janvier dernier. Grossesse facile sans aucune complication. Point de chute, point de travail fatigant, elle ne s'était pas aperçue que les mouvements de l'enfant avaient cessé; toutefois, il y a 10 jours, elle fut prise, sans cause, comme de frissons qui se sont répétés presque tous les jours qui ont précédé l'accouchement.

Les premières douleurs ont commencé dans l'après-midi; elle accouche le même jour à minuit. Délivrance naturelle après 20 minutes environ. Pas de frisson pendant l'accouchement et après la délivrance. Transférée à la salle Sainte-Joséphine (service de M. le docteur Millard), quitte l'hôpital en très-bon état le 25 du même mois.

Observation X. — Accouchement à terme d'un enfant mort. — (Présentation de la face). Très-peu macéré. — Deux frissons coïncident probablement avec la mort du fœtus (trois jours avant l'accouchement). — Mort le septième jour. (Personnelle.)

La nommée Anaïsse Salandre, âgée de 31 ans, couturière (travaille avec la machine à coudre), entre dans la nuit du 14 octobre 1875 à la salle Sainte-Anne, service d'accouchements. Pluripare. Déjà, il y a 10 ans, sa première grossesse fut suivie d'un avortement à 3 mois; elle l'attribue à une chute. Trois autres grossesses à terme; les couches ont été bonnes et sans accident.

Réglée pour la première fois à 15 ans régulièrement, sans

douleurs ni caillots. Dernières règles le 26 décembre 1874. Toujours d'une santé excellente, la grossesse fut facile et sans accidents; jamais de chute, jamais de travail fatigant, à ce point que la mère ne sait pas à quoi attribuer la mort de son enfant.

Elle se rappelle avoir senti pour la dernière fois les mouvements de son enfant 14 jours avant l'accident.

Le lundi 11 octobre, dans la nuit, elle commence à perdre des eaux verdâtres, sans douleurs; croyant qu'elle était sur le point d'accoucher, elle entre dans le service de M. le docteur Siredey. Elle est prise en même temps, pour la première fois, d'un frisson violent avec claquement de dents qui dure environ un quart d'heure; au milieu de la nuit qui suit son entrée à l'hôpital, elle se réveille de nouveau avec un frisson aussi intense que le premier, quoiqu'elle soit bien couverte. Depuis lors elle n'a pas éprouvé le moindre sentiment de froid.

Le lendemain, au moment de la visite, je pus constater par le toucher qee le travail n'était pas encore commencé, et je la renvoyai chez elle.

Elle peut continuer son travail habituel, sans éprouver de nouvelle indisposition.

Mercredi soir, le 13, les premières douleurs commencent, et la malade vient pour la seconde fois à l'hôpital, où elle accouche, une heure environ après son entrée, d'un enfant mort-né, se présentant par la face avec deux spirales du cordon autour du cou.. (Garçon pesant 2,670 grammes.) La délivrance naturelle, sans hémorrhagie, suit d'un quart d'heure l'accouchement. En la changeant de de lit, elle éprouve quelques horripilations. Mon excellent maître, M. Siredey, crut que la mort du fœtus remontait à 3 ou 4 jours.

Transférée à la salle Sainte-Elisabeth, service de M. le docteur Guyot.

Je dois à mon excellent ami et collègue M. Auger la suite de cette observation.

Le 14, à la visite du soir, elle ne présente rien d'anormal, sauf une rétention d'urine qui nécessite le cathétérisme. L'utérus est très-volumineux et couché dans la fosse iliaque droite.

Les jours suivants, pas de fièvre, lochies normales, l'utérus reste gros et revient difficilement sur lui-même, les seins se tuméfient sans devenir très-douloureux.

Le 28 octobre la malade va moins bien, le ventre se ballonne un peu.

Diarrhée abondante. Ventouses scarifiées sur le ventre. Cataplasmes. Potion de Todd.

T. A. { M. 39.6 / S. 40.3 (1)

21. — La diarrhée continue; pas de frissons ni de vomissements, le ballonnement du ventre augmente. Douleurs à la pression dans les deux régions iliaques.

T. M. 38.8

22. — La diarrhée continue, pas de nausées ni de vomissements; pas de frissons. Le ventre ballonné est un peu douloureux.

Les lochies sont presque supprimées. Seins mous. Succombe dans la nuit, à 4 heures du matin, sans phénomènes particuliers, inconsciente de son état.

Autopsie faite 48 heures après la mort. — La cavité péritonéale renferme un peu de liquide verdâtre; par-ci par-là quelquels fausses membranes en suspension, mais sans adhérences bien fortes entre les anses intestinales distendues par des gaz.

(1) Dans toutes nos autres observations la température a été prise dans le vagin, même au moment du frisson, et nous nous sommes toujours servi du même thermomètre (centigrade) pour la même malade.

— Au niveau de l'insertion placentaire, la surface interne de l'utérus présente des débris volumineux que le râclage suffit pour enlever. Incisées, les parois de l'utérus présentent des vaisseaux béants en très-grande quantité, mais sans trace de pus dans leur intérieur.

Les ligaments larges, les ovaires et les ganglions pelviens prévertébraux ne présentent rien d'anormal. Foie volumineux et en voie de dégénérescence graisseuse. Tous les autres organes splanchniques n'offrent pas de lésions appréciables.

Observation XI. — Avortement à six mois et demi d'un enfant macéré. — Frisson. (Personnelle.)

Maratras, Marie, couturière, âgée de 26 ans, entre à l'hôpital Lariboisière, salle Sainte-Geneviève, service de M. le docteur Siredey, le 3 novembre 1875.

Déjà sa première grossesse fut suivie d'un avortement à six mois, il y a de cela un an et demi, sans aucune suite fâcheuse pour la mère. Premières règles à 16 ans (4 jours environ, sans caillots ni douleurs). Dernière apparition à la fin de mars 1875.

Grossesse facile sans complications.

Il y a 15 jours environ, s'étant beaucoup fatiguée par un déménagement, elle s'aperçut que l'enfant ne remuait plus ; pourtant sa santé était excellente, de sorte qu'elle vaquait à ses occupations comme d'habitude. Quatre jours avant l'accouchement, au milieu de la journée, elle fut prise tout à coup d'un violent frisson, non suivi de sueurs, qui se renouvela tous les jours, à des heures irrégulières, jusqu'au moment de l'accouchement.

Arrivée à 8 heures du matin, bien qu'elle n'ait pas eu de pertes, elle accuse des douleurs depuis la veille au soir. Le toucher vaginal permet de constater une dilatation du col du diamètre d'une pièce de 1 franc.

Accouchée naturellement vers 2 heures, le placenta suit de près l'expulsion du fœtus. Aucune sentation de froid pendant l'accomplissement et la délivrance. Quitte le service en bon état huit jours après son entrée.

Voici donc ce que la clinique nous a enseigné au sujet de la théorie de Pfannkuch.

Dans nos observations les faits qu'il a signalés se sont présentés (1).

Voyons maintenant sur quelles autres bases il l'appuie lui-même :

Pfannkuch admet comme certain que la température du fœtus est plus élevée que celle de l'utérus qui le renferme ; il cite à l'appui de sa théorie un fait de Wuster, dans lequel cet observateur fut assez heureux pour introduire le thermomètre dans le rectum d'un fœtus, et il constata trois fois de suite une température supérieure de 0,5, de 0,55 et 0,75 à celle du vagin de la mère.

La singularité du résultat et du mode d'observation est assez grande pour qu'il soit nécessaire d'attendre de nouveaux faits avant d'admettre l'authenticité et la constance du phénomène signalé par Wuster. Il me semble qu'il y a dans tout cela un peu de complaisance.

Un jeune médecin, le docteur Fehling, assistant à la clinique gynécologique de Leipzig, dans un intéressant mémoire sur l'emploi du thermomètre pour diagnostiquer la vie et la mort du fœtus dans l'utérus [*Arch. f. Ginäkolog.* 7 *Bd*

(1) Ultérieurement j'ai eu l'occasion d'observer trois femmes qui sont accouchées d'enfants morts macérés, sans avoir présenté de frissons :

1° Bray, Anna, primipare. D. R. 15 mars. L'enfant ne remuait plus depuis une quinzaine jours. Enfant macéré à 7 mois et demi.

2° Siebert, Catherine, pluripare. D. R. 28 mars. Accouche d'un enfant macéré le 24 novembre.

3° Angèle Tassel, primipare. D. R. 17 mai. Accouche d'un enfant macéré le 24 novembre.

I Heft (1)], tout en admettant que la température fœtale est supérieure à la température utérine, ajoute que la chaleur produite par le fœtus est loin d'être aussi élevée que celle de l'adulte, comme le croit Pfannkuch. La quantité d'oxygène dépensée par le fœtus est tellement minime que les recherches les plus minutieuses faites dans le but de trouver une différence dans la composition du sang de l'artère et de la veine ombilicales sont restées jusqu'ici sans résultat, ou, pour mieux dire, on n'a pu constater qu'une très-petite différence en ce qui concerne les gaz contenus dans ces deux systèmes de vaisseaux; en dehors de cela, le fœtus consomme une quantité de chaleur inférieure à 95 p. 100 de celle de l'adulte, comme l'a démontré Pflüger (Pflüg Arch. Bd I 1868), par conséquent, une moindre quantité de chaleur suffit pour maintenir sa température un peu plus élevée que celle des parties qui le circonscrivent.

Fehling, s'appuyant sur ces considérations physiologiques, est porté à croire que la théorie de Pfannkuch est erronée. Il va plus loin, et se demande avec raison comment on peut expliquer les frissons qui surviennent immédiatement après l'expulsion d'un enfant mort-né, ainsi qu'il l'a pu voir deux fois sur 13 observations, rapportées dans son Mémoire. (Obs. 11 et 12.) Ces raisons sont péremptoires.

D'après lui les frissons qui surviennent chez les femmes récemment accouchées sont un phénomène inconstant, et, d'accord avec Schröder, il le considère comme dépendant d'une différence de température entre les parties centrales et périphériques du corps. Les contractions de l'utérus et celles des muscles du voisinage, pendant la période d'expulsion, augmentent la température interne; la transpiration cutanée et pulmonaire auxquelles on peut ajouter les cir-

(1) Analysé dans l'Inparziale de Florence du 2 juillet 1875.

constances favorables au refroidissement des téguments, — ceux-ci, mouillés par le sang et le liquide amniotique, sont soumis par là à une cause de refroidissement permanent, — ce sont là autant de circonstances capables d'établir un défaut d'équilibre entre la température interne et la température externe du corps. L'auteur fait remarquer que ce phénomène s'observe plus fréquemment chez les primipares nerveuses, dont la période d'expulsion a été longue et pénible et la transpiration cutanée abondante, qu'on le voit plus souvent pendant l'hiver et les journées froides que pendant l'été (1).

Parmi les raisons que donne Fehling pour repousser la théorie de Pfannkuch, il en place une qui ne manque pas de valeur : il prétend qu'on ne peut expliquer, en l'admettant, l'absence de frisson qui suit dans beaucoup de cas l'expulsion du fœtus. On peut toujours, il est vrai, invoquer la prédisposition ; pour mon compte, je n'accorde à cette nouvelle hypothèse qu'une importance des plus minimes. Cette intervention permanente des prédispositions ou idiosyncrasies, pour me servir du mot antique à expliquer des phénomènes que nous ne connaissons pas, est dans certains cas très-commode. Cette échappatoire, malheureusement en-

(1) Cette influence saisonnière paraît avoir été remarquée par d'autres éminents observateurs; M. Colin, du Val-de-Grâce, dans son Traité des fièvres intermittentes (p. 142 et 143, édition 1870), dit que le frisson des fièvres paludéennes est beaucoup moins intense pendant les saisons chaudes que pendant les autres, et qu'il manque très-souvent dans les fièvres estivales. Il croit d'autant plus à cette influence que, dans les maladies de nos climats tempérés qui débutent par un frisson violent, ce phénomène est très-atténué ou même disparaît complétement dans les pays chauds. Le frisson initial de la pneumonie, dit Grisolle (Traité de la pneumonie, 2e édit., Paris, 1864), est infiniment plus constant dans les pneumonies d'hiver et de printemps que dans celles d'automne et d'été.

core en honneur, en pathologie générale, ne satisfait pas l'esprit. Pour ma part, je décline toute compétence, et sans faillir à ma tâche, je me refuse absolument à chercher l'explication de ces frissons dans les variations que subit la composition du liquide amniotique, par exemple.

Ainsi qu'on le voit, tout étant d'accord, dans une certaine limite, avec Pfannkuch pour le fait clinique; pour la théorie, je l'avoue, je ne puis pas l'accepter; elle me paraît insuffisante vis-à-vis des objections sérieuses de Fehling.

Je touche au but; j'ai exposé de mon mieux toutes ces théories, toutes ces hypothèses; peut-être même me suis-je laissé entraîner un peu plus loin que je ne l'aurais voulu sur ce point, car je voulais absolument tenir compte des données fournies par la physiologie dans cette question surtout clinique. J'ai tâché de faire ressortir l'importance que les anciens attachaient au frisson, et le peu d'importance qu'y ajoutent les modernes. M. le professeur Hirtz, dans son remarquable article sur la chaleur dans les maladies, prend soin de nous expliquer la cause de ce mépris: « Moins préoccupés et moins guidés que les modernes, dit-il, par les lésions locales, les anciens avaient porté toute leur attention et concentré toutes les facultés de leur esprit sur les phénomènes fébriles et leur signification. La médecine moderne, au contraire, fière à juste titre de ses conquêtes dans le champ de l'anatomie pathologique, mais croyant trouver dans les lésions locales une explication suffisante de la scène morbide, ne voyant enfin dans la fièvre qu'un phénomène secondaire, a négligé de l'étudier dans sa nature intime, dans ses éléments constitutifs, et surtout comme source d'indications thérapeutiques (1). »

(1) Hirtz. Nouveau Dict. de méd. et de chir. prat. 1866. T. VI, p. 772.

CHAPITRE II

Valeur séméiologique du frisson dans l'état puerpéral.

Avant de commencer ce chapitre, il est nécessaire de nous entendre sur les mots. Comme nous l'avons déjà dit dès le debut, la question est comprise d'une manière différente par les auteurs.

Les Romains, au dire d'un certain nombre d'auteurs, appelaient *puerpera* (de *puer*, enfant, et *parere*, mettre au monde) l'état de la femme en couches ou en travail, et *puerperium* l'ensemble des symptômes qu'on observait à l'époque de l'enfantement.

Ces idées des anciens, nous les avons gardées comme un héritage inaliénable; mais, par suite des temps elles ont subi quelques légères modifications. M. le professeur Pajot a donné une signification précise au mot *puerperium*. Pour lui, cet état commence après la chute du placenta et continue jusqu'au retour des organes génitaux à leur état anatomo-physiologique normal, c'est-à-dire au retour des règles. Ainsi donc pour M. Pajot, la puerpéralité n'existe ni pendant la grossesse ni pendant le travail de l'accouchement. Cette définition, qu'on trouve du reste dans Van-Swieten, n'est point arbitraire, elle est doctrimale. «Rien, dit-il, dans la physiologie et la pathologie de la puerpéralité ne ressemble à la physiologie et à la pathologie de la grossesse. Tout tend à l'hypertrophie pendant la grossesse; après l'accouchement, c'est l'atrophie qui devient le symptôme prédominant (1).»

(1) Leçons sur les affections puerpérales. (Gaz. des Hop., 1862.)

Tout le monde ne partage pas les opinions du maître.

Le gynécologiste anglais West donne, comme M. Pajot, le nom d'état puerpéral aux suites des couches. D'autres donnent à cet état des limites purement artificielles; quelques uns, d'accord avec M. Pajot sur l'époque de la terminaison, placent le début à des époques plus ou moins éloignées de l'accouchement : au sixième mois, quand le fœtus devient viable, au moment où l'embryon prend le nom de fœtus.

D'autres praticiens, ayant surtout en vue les phénomènes pathologiques qui signalent la fin de certaines grossesses, font commencer l'état puerpéral au moment où le ventre s'abaisse, ou de légères douleurs se montrent et s'accompagnent d'un écoulement glaireux plus abondant.

Le plus grand nombre des pathologistes considère le commencement de la grossesse comme limite initiale de l'état puerpéral, qui comprendrait de la sorte la gestation, la parturition, les suites de couche et même la lactation (1).

Je ne fais que signaler ces opinions sans les discuter. Qu'il y ait une modification profonde de l'organisme pendant la grossesse, qu'il y ait cet état de gravidisme, comme l'appelle M. le professeur Pajot, cela est incontestable, personne ne pourrait nier la liaison qui existe entre les phénomènes quasi morbides de la grossesse et l'état puerpéral; mais, il ne faut pas oublier qu'après l'accouchement il y a quelque chose de plus; lorsque le délivre a été expulsé, de nouveaux phénomènes viennent s'ajouter aux précédents; d'abord la plaie intra-utérine dont la suppuration se manifeste au dehors par l'écoulement des lochies, ce thermomètre de l'état général (Cruveilhier), et ensuite la sécrétion lactée. Ces conditions suffisent pour faire admettre chez la femme,

(1) Monneret. Pathologie générale, Paris, 1857, t. II, p, 131.)

non pas deux états différents, mais deux degrés d'un seul et même état : l'un, le degré suprême de l'état puerpéral, comme l'appelait Legroux, et l'autre, c'est-à-dire la grossesse et la lactation qui constitueraient une sorte de *puerperium minus*, le petit état puerpéral, comme le dit M. Tarnier (1).

Pour ma part, je donnerai à l'expression *puerpéral* la signification que lui accordent la plupart de ceux qui ont écrit sur l'art obstétrical, c'est-à-dire que nous comprendrons la parturition elle-même parmi les phénomènes de l'état puerpéral. Nous étudierons donc le frisson depuis le commencement du travail jusqu'au retour des règles, ou l'établissement régulier de la lactation quand la mère nourrit.

Pour mettre un peu d'ordre dans cette étude, je suivrai la mère jour par jour dans les limites indiquées. Inutile de dire que mon attention sera surtout fixée par cet ensemble d'affections diverses que l'on désigne sous la dénomination vague de fièvre puerpérale.

Le frisson, cette perversion de la sensibilité, traduite par une sensation de froid, coïncidant avec une conservation ou une augmentation de la température, présente des nuances d'une importance secondaire au point de vue séméiologique en ce qui concerne son intensité ; mais, au contraire, d'une importance capitale pour ce qui touche à l'époque du début et à la répétition.

J'ai hâte de dire que sa valeur séméiotique est nulle ou à peu près si l'observation du frisson n'est pas contrôlée et appuyée par l'observation thermométrique. L'intensité du frisson et les sensations qui l'accompagnent varient beau-

(1) Tarnier. Recherches sur l'état puerpéral. Paris, 1857.

coup suivant les cas, tantôt il est général, mais léger et fugace, et il faut une grande attention pour le découvrir; tantôt il est local et consiste en une sensation de froid localisée sur les extrémités et la région dorsale; tantôt il est général et erratique. Dans d'autres cas on le voit se prolonger pendant un quart d'heure ou même une demi-heure. Dans son degré le plus léger, le frisson (*frigus*) n'est accompagné que d'une sensation de froid; dans un second, la peau devient pâle et ansérine; les bulbes pileux font saillie (*horripilation* de *horrere* et *pilus*); dans un troisième, tous les muscles sont agités de petites convulsions cloniques, courtes et continuelles, de sorte que le tremblement est général (*rigor*) et surtout marqué sur les mâchoires (claquements de dents).

DU FRISSON DE L'ACCOUCHEMENT

Le frisson qui accompagne le travail de la parturition peut se montrer à des époques différentes; soit pendant les douleurs des contractions utérines, soit au moment de l'expulsion du fœtus, soit enfin après la délivrance, immédiatement, ou un peu plus tard, lorsqu'on change le linge de la nouvelle accouchée. Je vais donc considérer le frisson pendant ces trois périodes.

Sur 25 cas de frisson, j'en ai constaté :

1 pendant les douleurs........	pluripare.
5 pendant l'expulsion et après la délivrance...........	3 primipares. 2 pluripares.
2 pendant l'expulsion.......	1 primipare. 1 pluripare.
17 après la délivrance........	7 primipares. 10 pluripares.

Le frisson des *douleurs*, dit Français dans sa thèse, a lieu surtout chez les primipares vers la fin du travail, au moment où la tête franchit ou vient de franchir le col, après une dilatation pénible ; on le rencontre encore un moment plus tard, quand le dégagement de la tête rencontre une résistance périnéale plus considérable ; il se fait presque toujours sentir au moment du *summum* d'intensité des douleurs et quelquefois dans l'intervalle de deux contractions.

Lorsqu'il n'a qu'une légère intensité, comme c'est le cas le plus commun, son pronostic est nul. Quand, au contraire, il est violent et d'une longue durée, son pronostic est grave, fatal même, s'il s'agit d'un cas de dystocie.

Un de ses caractères, c'est la répétition ; il s'arrête le plus souvent à chaque douleur ou à chaque intervalle de repos, pour revenir pendant la prochaine contraction ou le prochain repos.

Le frisson de *l'expulsion*, un peu plus fréquent que le précédent, avec lequel il se continue souvent, présente les mêmes variantes en ce qui concerne son intensité et sa durée. Il commence dès que le corps entier du fœtus est dégagé. Alors il ne se continue ni avec celui de la délivrance, ni avec le précédent ; il est le plus souvent unique.

Je crois, contre l'opinion de Français, que le frisson de la *délivrance* est plus fréquent que les deux autres. La position dans laquelle se trouve la femme, se prête à merveille à sa production. Il y a en effet congestion des organes centraux, hémorrhagie et écoulement du liquide amniotique, exposition à l'air de la moitié du corps, et plus tard changement de lit.

Toutes ces conditions seraient extrêmement favorables à la production d'un frisson chez une personne bien portante, il n'est pas douteux que chez les nouvelles accouchées, elles n'agissent comme causes adjuvantes, sinon occasionnelles.

Comme celui que j'ai étudié précédemment, ce frisson est

unique, sa durée est toujours à peu près la même, mais son intensité est des plus variables.

Je ne saurais trop insister ici sur le caractère commun à ces trois variétés, caractère d'une importance telle que à lui seul suffit pour nous de différencier le frisson de l'accouchement de tous les autres : *dans ce frisson, on ne trouve jamais ni augmentation de la température, ni accélération du pouls.* Sur 22 tracés thermosphygmiques pris sur des femmes au moment du frisson de l'accouchement, deux fois seulement (chez Alexandrine Boursier et Marie Perche), le maximum de la température (vaginale) s'est élevée à 38° et le pouls à 80.

Avant de terminer l'histoire de ces frissons, je dois dire un mot sur leur fréquence en général. Français, calculant sur une statistique de 446 cas, a rencontré le frisson une fois sur trois. Voici du reste le tableau qu'il donne :

160 frissons sur 446 accouchements, savoir :

Frisson des douleurs	34
» de l'expulsion	50
» non interrompu des douleurs et de l'expulsion	46
» de la délivrance	22
» des douleurs, de l'expulsion et de la délivrance	8
Total	160

En ce qui concerne la primiparité ou la multiparité, je partage complétement l'opinion de cet observateur, et je suis convaincu que leur influence sur l'étiologie du frisson est nulle. Peut-être doit-on tenir compte, comme il l'indique du reste, de la rapidité de l'expulsion du fœtus. Dans ces cas, les frissons sont plus fréquents que dans tous les autres.

Le traumatisme n'a pas non plus une influence bien manifeste sur la production du frisson, car les accouchements dystociques, les ruptures du périnée et les délivrances artificielles que j'ai eu l'occasion d'observer, n'ont été ni accompagnés ni suivis de frisson. Sur trois versions que j'ai pratiquées cette année (deux pour des insertions vicieuses du placenta et une pour une présentation de l'épaule, dans une grossesse gémellaire), pas une seule n'a été accompagnée ou suivie de frisson. Cinq applications de forceps ont donné trois fois du frisson. (Dans deux, il y avait de légères déchirures du périnée, dans une, où le frisson n'a pas été remarqué, il y avait en plus procidence du cordon.) Mes résultats sont confirmés par ceux de Français; cet auteur, dans sa thèse inaugurale, signale ce fait que, sur 10 applications de forceps, 4 seulement ont été suivies du frisson de l'accouchement, et, sur 8 versions, il n'y en a eu que 3 qui ont été accompagnées de frisson. Ainsi donc, il est permis de croire que le *tedious labour* et la *dystocie* sont des causes peu fréquentes de ce phénomène.

Le pronostic de ces frissons serait mauvais d'après quelques auteurs qui les considèrent comme la première manifestation d'un état morbide plus ou moins grave. Je crois pouvoir dire, d'après mes observations, qu'ils sont absolument sans importance; ils n'annoncent *rien du tout*, et non pas *rien de bon*, comme le dit M. Mourette dans sa thèse inaugurale (1).

M. le professeur Béhier et Français sont arrivés aux mêmes conclusions; le premier remarque avec raison, dans ses leçons cliniques de la Pitié, que, sur un nombre considérable de femmes qui avaient eu un accouchement suivi

(1) Remarques critiques sur la fièvre de lait. Paris, 1852.

d'un violent tremblement, les suites de couches suivirent la marche la plus régulière; le dernier, dans sa statistique (v. page 41), dit que, sur 160 femmes à frisson d'accouchement, 55 ont eu des complications dans les suites de couches, et sur le reste des 286 chez lesquelles le frisson a manqué, 84 ont eu des suites de couches plus ou moins troublées par des accidents graves ou légers de la même nature.

Avant d'aller plus loin, il nous faut insister sur la valeur de ces frissons brutaux qui surviennent pendant les douleurs dans certains cas de dystocie et qui réclament une intervention obstétricale. Ainsi, une femme en travail déjà depuis quelque temps (généralement 48 à 60 heures) est prise tout à coup d'un frisson intense avec épuisement des forces, et qui n'est suivi d'aucune réaction, accompagné de nausées ou vomissements, le plus souvent bilieux, on peut dire alors que la femme est sous le coup d'un péril. Les frissons qui présentent ces caractères sont d'un pronostic fatal.

Voici l'observation d'une malade qui l'a présenté à un très-haut degré :

Observation XII. — Grossesse gémellaire méconnue par la sage-femme. — Accouchement naturel d'un premier enfant; administration (par la même sage-femme) de quatre doses de seigle ergoté. — Tétanisation utérine. — Céphalotripsie du second fœtus trente-six heures plus tard. — Mort de la femme le lendemain. (Personnelle.)

La nommée Rose B..., couturière, âgée de 29 ans, est amenée, dans la soirée du 3 novembre 1875, à l'hôpital Lariboisière, salle Sainte-Anne (service de M. Siredey).

Primipare. — Réglée à 14 ans, elle a vu pour la dernière fois à la fin de janvier 1875.

Les premières douleurs ont commencé le dimanche 31 octobre, vers 6 heures du matin;

Elles ont augmenté d'intensité et de fréquence jusqu'au mardi matin 2 novembre. Dans la journée, la sage-femme qui l'assistait, trouvant que les douleurs diminuaient d'intensité, lui fit prendre deux doses de seigle ergoté. La femme accouche dans la nuit du mardi au mercredi d'un enfant qui succombe dans la journée. Immédiatement après, avant que la délivrance soit faite, on lui administre une autre dose et ainsi de suite, de sorte que la malade a pris en tout 4 à 5 paquets dans la journée du mercredi.

A son arrivée, nous constatons d'abord l'existence du placenta avec son cordon pendant entre les cuisses de la malade; l'utérus tétanisé est complétement moulé sur un second fœtus, dont les bruits du cœur sont imperceptibles. La dilatation du col ne surpasse point la surface d'un pièce de 2 fr. Il est donc inutile de faire en ce moment aucune tentative pour l'extraction de ce second fœtus. Potion avec 4 grammes d'hydrate chloral pour la nuit. Le ventre de la femme est très-douloureux à la pression.

Nuit passable.

Le jeudi 4 novembre, à la visite du matin, le col était suffisamment dilaté, et nous pûmes constater une présentation de la tête avec tendance a la procidence du bras. L'utérus, toujours contracturé, est complétement moulé sur le fœtus. J'essaye une application de forceps, les résultats sont négatifs; je ne renouvelle pas cette tentative. En présence de ces difficultés, M. le docteur Siredey décide la céphalotripsie.

Vers 11 heures et demie du matin, la femme est prise, pour la première fois, d'un frisson tellement violent, que nous hésitons même à prendre la température vaginale. Ce frisson dura 1/2 heure et ne fut pas suivi de sueur.

M. le docteur Chantreuil, qui assistait au frisson, put néanmoins, à une heure de l'après-midi, pratiquer la céphalotripsie. Point de frisson. — Délivrance artificielle une heure plus tard. (Deux placentas, dont l'un était déjà en pleine décomposition.) Pas d'hémorrhagie, pas de frissons. — La malade est épuisée, elle a le facies profondément altéré, elle passe la journée sans avoir conscience de son état.

T. 38. P. 70.

Vers minuit, second *frisson*, aussi violent que le premier, puis délire.

Le 5, dans la journée, troisième *frisson* moins intense que les précédents.

P. { M. 92. S. 108. T. { M. 38.4. S. 39.

Succombe dans la nuit.

Autopsie faite le 7 novembre. — Pas de traces de péritonite. Utérus intact, volumineux, touchant à l'ombilic; le col offre plusieurs déchirures, dont une surtout, située à droite, se prolonge à peu près jusqu'au corps. A la coupe, on remarque, sur le bord externe et tout près de l'orifice des trompes, tout à fait à la superficie, une espèce de liquide puriforme blanchâtre, mal lié, sortant évidemment des vaisseaux lymphatiques. Les ganglions pelviens rougeâtres, augmentés de volume, ne contiennent pas de pus.

Ces observations confirment ce que j'ai dit au sujet de la valeur séméiotique du frisson de l'accouchement.

Je vais maintenant commencer l'histoire du frisson pathologique proprement dit. Celui-ci annonce toujours une complication plus ou moins grave. Il est d'autant plus inquiétant qu'il se présente à une époque plus rapprochée de l'accouchement. Chomel, dans sa *Pathologique générale*, insiste avec raison sur l'apparition précoce de ce phénomène morbide : « Il est d'observation, dit-il, qu'un frisson intense, survenant dans les heures qui suivent immédiatement la délivrance, marque l'invasion d'une maladie aiguë dont la terminaison sera presque toujours funeste et prompte » (p. 485).

On ne saurait trop insister, en effet, sur la signification pronostique très-grave du frisson qui suit la délivrance, et, pour mon compte, j'ai tenu à attirer l'attention sur l'axiome pathologique que renferment les lignes que je viens de citer.

Je touche maintenant à l'invasion de cette terrible maladie que l'on a désignée pendant longtemps sous le nom de fièvre puerpérale (1).

Est-ce une entité morbide? une fièvre essentielle? ou une manifestation symptomatique d'une affection du péritoine ou de l'utérus? Ce sont là autant de questions que je ne peux passer sous silence. Il est impossible, lorsque l'on étudie un symptôme précurseur d'une maladie, de n'avoir que des idées sans précision sur la nature et la marche de cette affection. Je serai obligé, pour cela, de jeter un coup d'œil sur l'histoire de la fièvre puerpérale; je verrai quel est son rôle à la suite de l'accouchement ou, comme on l'a dit, quelles sont ses prérogatives (2).

En suivant le même plan que M. le docteur Jules Simon dans sa thèse d'agrégation (3), je trouverai que cette histoire peut être divisée en quatre périodes.

La maladie était connue dès le temps d'Hippocrate. Mais les auteurs ne sont pas encore d'accord sur celui qui l'a désignée le premier sous le nom de fièvre puerpérale. Pour les uns ce serait Willis, un contemporain de Sydenham, d'autres prétendent que *Strother* prononça le premier, en Angleterre, le mot de fièvre puerpérale (1718).

La première époque commence à Hippocrate et s'étend jusqu'au XVIIe siècle. Le livre des Epidémies renferme quelques observations fort bien prises qui montrent exactement

(1) Je profite de cette occasion pour remercier encore une fois mon excellent maître, M. Siredey; les idées sur ce sujet, comme sur beaucoup d'autres, m'ont été inspirées par lui.

(2) Willis. Opera omnia Lugduni Batavorum, p. 175, t. I.

(3) Thèse d'agrégation. Paris, 1866.

les dangers courus par les femmes à la suite des couches. La source du mal serait l'inflammation utérine causée par la suppression des lochies. Galien, Aretée, Celse, Avicenne partagent l'avis d'Hippocrate.

La seconde époque commence avec l'anatomie pathologique (xvııe et xvıııe siècles). Les épidémies meurtrières qui régnèrent à Leipzig et à Copenhague de 1650 à 1670; celles qui sévirent périodiquement en Angleterre pendant tout le xvıııe siècle, obligèrent les médecins à porter leur attention sur une maladie qui devenait à certains moments un épouvantable fléau (1). C'est alors que la théorie des dépôts laiteux naît et se propage. Mauriceau et Sauvage décrivent deux espèces de métrite puerpérale très-graves et très-dangereuses. Puzos (2) inaugure la doctrine des métastases laiteuses. Cette pauvre théorie, fondée sur des données anatomo-pathologiques incomplètes et mal interprétées, fut pourtant défendue par des cliniciens et des savants de premier ordre. Elle a compté parmi ses partisans Doulcet (3) et Doublet (4) en France, Willis en Angleterre. Burton, Smellie et Th. Cooper la combattirent, au contraire, avec énergie et s'en tinrent aux idées hippocratiques sur l'inflammation utérine.

La troisième époque commence à la fin du dernier siècle. Les observateurs connaissant mieux les altérations anatomiques que leurs devanciers s'efforcent de localiser les phé-

(1) Ozanam. Histoire des maladies épidémiques. Paris, 1835.

(2) Des maladies aiguës produites par les dépôts laiteux. Paris, 1759.

(3) Mémoire sur la maladie qui a attaqué en différents temps les femmes en couches à l'Hôtel-Dieu de Paris. (Paris, 1782.)

(4) Mémoire sur la fièvre à laquelle on donne le nom de fièvre puerpérale. Paris, 1791. (Journal de médecine de Backer.)

nomènes de la fièvre puerpérale. Hunter, Johnston, Walther et Cruikshanks la considrèent comme une inflammation du péritoine; Hulme (1) et Leake (2) comme une inflammation de l'intestin et de l'épiploon. En France, la doctrine de la péritonite fut acceptée par Pinel, développée et remarquablement défendue par Gasc (3) en 1802. Broussais (4), Gardien (5), Laënnec (6), Bichat et Baudelocque (7), propagèrent et défendirent ces idées. Malgré tout cette théorie passa et fit place à celle de la phlébite et de la lymphangite utérine fondée sur les observations de Tonnelé (8), Dance (9) et Duplay (10).

La quatrième époque, période moderne par excellence, renferme des opinions tout aussi diverses. Le 23 février 1858, s'ouvrit, à l'Académie de médecine, une discussion mise à l'ordre du jour par Guérard. « Cette mise en demeure, dit M. Jules Simon, était provoquée par une conscience en deuil et par un cœur révolté. » Jamais, depuis le commencement du siècle, société savante n'avait vu de discussion plus mémorable. Les plus illustres représentants des sciences médicales prirent tour à tour la parole; ils étaient divisés en

(1) A treatise on the puerperal fever. London, 1792.

(2) Practical observations on the childbedfever. London, 1772.

(3) Dissertation sur les maladies des femmes en couches. Paris, 1802.

(4) Histoire des phlegmasies chroniques.

(5) Traité d'accouchements. Paris, 1824.

(6) Journal de Corvisart, t. IV et V,

(7) Péritonite puerpérale. Paris, 1830.

(8) Des fièvres puerpérales observées à la Maternité de Paris (Arch. gén. de méd., 1830.)

(9) Phlébite utérine et phlébite en général. (Arch. gén. de méd. 1828.) — Essai sur la métrite aiguë puerpérale. Paris, 1842.

(10) De la présence du pus dans les vaisseaux lymphatiques de l'utérus après l'accouchement. (Arch. gén. de méd. Paris, 1836.)

deux camps bien distincts : les essentialistes ou ontologistes et les localisateurs ou anatomistes.

Paul Dubois, Depaul, Danyau (1), Monneret (2), en France; Bufalini, Ranzy, Burresi, Cipriani, Ghinozzi, Timermans, en Italie. (Voir *Studii ed osservazioni intorno ai malati accolti in un quinquennio nella clinica medica di Firenze*, 1875, *per il dott. Gaetano Leopardi*); Oppolzer, en Autriche (*Allg. Wien. med. zeit*, n° 13, 1862), sont partisans de l'essentialité et considèrent la fièvre puerpérale comme une entité morbide. « La fièvre puerpérale, dit Monneret, dans son cours de 1866, est une fièvre protopathique essentielle, préparée et développée par l'état puerpéral, véritable diathèse inflammatoire donnant lieu à des actes morbides dont les organes génitaux sont le siége ordinaire (2). »

Dans son discours à l'Académie, Trousseau se déclara partisan des mêmes idées; il admit comme cause efficiente de la fièvre puerpérale un principe spécifique dont l'influence s'étend non-seulement sur la femme, mais encore sur le fœtus, le nouveau-né, etc.

Entre les ontologistes et les localisateurs, on peut placer ceux qui, avec Scanzoni, attribuent la fièvre puerpérale à une affection primitive du sang : « Nous allons décrire dans un même chapitre, dit ce savant gynécologiste des affections dont la nature et le siége diffèrent. Si l'expression fièvre puerpérale est comprise et acceptée par tout le monde, il s'en faut de beaucoup que l'on soit d'accord sur la nature et le siége de la maladie. L'épithète puerpérale ajoutée au mot fièvre n'indique rien, si ce n'est une pyrexie survenant

(1) Dubois, Depaul, Danyau. De la fièvre puerpérale. 1858.

(2) Monneret. Compendium et Traité de pathologie générale. Cours de 1866.

pendant l'état puerpéral; elle ne nous dit en aucune manière sur quelle altération pathologique est basée cette maladie. Pour qui prendrait le mot au pied et à la lettre, une phlegmasie catarrhale aiguë, un embarras gastrique fébrile lorsqu'ils atteindraient une nouvelle accouchée, seraient des fièvres puerpérales. Si donc on veut apporter quelque précision dans les termes et appliquer ce nom à une série déterminée des maladies puerpérales, il est indispensable d'avoir un criterium. Le nôtre sera l'*altération du sang*, que l'on peut constater au lit des malades et à l'autopsie; si l'on n'accepte pas cette donnée, les diverses manières d'être de la fièvre puerpérale deviennent inexplicables. On confond sans raison avec elle un simple état fébrile coïncidant avec le *puerperium*. Lorsqu'on a diagnostiqué une endométrite puerpérale, par exemple, quand même la maladie purement locale n'a été occasionnée par nulle dyscrasie et n'en produit elle-même aucune, on n'hésite pas à en faire une fièvre puerpérale. S'agit-il au contraire d'une fièvre même très-forte, accompagnant une phlegmasie mammaire chez une nouvelle accouchée, personne ne songera à parler de fièvre puerpérale. Pourquoi cette inconséquence de langage? L'état puerpéral et l'état fébrile n'existent-ils donc point chez les deux malades?

Si l'on se sert de notre critérium, au contraire, la metrite localisée, sans altération du sang, ne rentre pas plus dans la fièvre puerpérale que l'inflammation de la mamelle.»

L'auteur avoue, il est vrai, que dans beaucoup de cas les recherches chimiques et histologiques ont été impuissantes à révéler l'existence de la dyscrasie puerpérale, mais il attribue ce fait à l'imperfection de nos connaissances en ce qui touche la pathologie même du sang. Quant à lui, il admet trois altérations de ce liquide comme cause de la fièvre puerpérale sous ces différentes formes : l'hyperinose, la pyémie et la dissolution du sang (1).

L'opinion de Scanzoni établit la transition entre celle de partisans de l'essentialité et de la localisation absolues. Helm (2) et Tardieu (3) ne décrivent point la fièvre puerpérale, ils admettent seulement des métrites, des péritonites, etc., modifiées dans leur marche par suite de l'état des organes génitaux après l'accouchement. Une opinion mixte est adoptée par Jacquemier (4), MM. Pajot (5) et Hervieux : ils admettent l'existence d'un miasme puerpéral qui produirait tantôt des péritonites, tantôt des phlébites, tantôt des pleurésies.

D'autres localisateurs, tels que Robert Lêe (6), Lasserre (7), Bourdon (8), Moreau (9), Bidault et Arnoult (10), Tarnier (11), Bouchacourt et Delore, de Lyon, considèrent la fiévre puerpérale comme une maladie essentielle, générale et primitive, d'où procèdent d'innombrables variétés de lésions anatomiques secondaires, qui ont toutes pour caractère commun la suppuration. MM. Voillemier (12) et Bou-

(1) Scanzoni. Lehrbuch der Geburt's hieffe. Wien, 1852.

(2) Traité des maladies puerpérales. Paris, 1840.

(3) Observations et recherches critiques sur les différentes formes des affections puerpérales. (Journal des Connaissances médico-chirurgicales, 1841.)

(4) Traité d'accouchements.

(5) Gazette des hôpitaux (1861-1862).

(6) Researches on the most important diseaser of wormen. London, 1833.

(7) Recherches cliniques sur la fièvre puerpérale. Paris, 1842.

(8) Notice sur la fièvre puerpérale. (Revue médicale, 1841.)

(9) Recherches sur la fièvre puerpérale épidémique. Paris, 1844.

(10) Note sur une épidémie de fièvre puerpérale. Paris, 1845.

(11) Fièvre puerpérale. Thèse inaug. Paris, 1858.

(12) Histoire de la fièvre puerpérale. (Journal des connaiss. médico-hir., 1839.)

chut (1) ont une opinion qui se rapproche de celle de Scanzoni, ils croient à la pyémie. Berne, de Lyon (2), se déclare localisateur dans toute l'acception du mot; il insiste sur la diversité des lésions et signale la diphthérite vaginale et la gangrène de la vulve, décrites pour la première fois dans la thèse inaugurale de M. Chavanne (3).

Pour terminer, je n'ai qu'à citer encore les opinions de Velpeau (péritonite, — phlébite, — lymphangite, — infection purulente ou infection putride modifiées par l'état puerpéral. Acad. de méd., 25 mai 1858); de Grisolle (4) (Phlébite, — péritonite ou métro-péritonite modifiées par la constitution épidémique et l'état puerpéral); de Béhier (5) (phlébite); de Beau (péritonite; comm. à l'Acad. 1858); de Nonat (6) et Cruveilhier (lymphangite). Ce dernier, partisan de la lymphangite, reprit l'idée de Van-Swieten (7) et cherche à relier l'anatomie pathologique aux symptômes. Pour lui, la femme qui vient d'accoucher est une blessee et la surface interne de l'utérus est une vaste solution de continuité, de sorte que la fièvre puerpérale serait de tout point comparable à la fièvre traumatique, avec cette différence que la lymphangite purulente est aussi fréquente chez les nouvelles accouchées qu'elle est rare à la suite des lésions traumatiques ordinaires.

(1) Étude sur la fièvre puerpérale. (Gazette médic. de Paris, 1844, p. 85, 101, 149.)

(2) De la nature de la fièvre puerpérale. (Journal de méd. de Lyon, 1866.)

(3) Paris, 1852.

(4) Art. Péritonite puerpérale dans son Traité de pathologie interne.

(5) Conférences cliniques faites à l'hôpital de la Pitié. 1864.

(6) Thèse inaugurale. Paris, 1832.

(7) Comment. in Boerh. Paris, 1765, t. IV, § 1329, p. 536.

D'autres anatomo-pathologistes ont émis la doctrine de la résorption putride, soit par voie des veines, soit par voie des lymphatiques de la surface interne de l'utérus. En tête de ceux-ci se placent Hervez de Chégoin et Dumontpallier (1). Dans sa remarquable thèse, mon ancien collègue et excellent ami le Dr d'Espine de Genève, a plaidé chaudement cette cause (2).

Ces théories, relatives à la localisation, ont trouvé à la fois beaucoup d'adhérents et beaucoup d'adversaires. Nous nous contentons de citer quelques-uns des plus autorisés: Charrier (*De la fièvre puerpérale épidémique,* 1854-55, thèse de doctorat, Paris, 1855); Tarnier (*De la fièvre puerpérale*, Paris, 1858); Lorain (*De la fièvre puerpérale des femmes en couches, du fœtus et du nouveau-né*, thèse de doctorat, Paris, 1875), et enfin M. Just-Lucas Championnière (*Lymphatiques utérins et lymphangite utérine*, thèse de doctorat, Paris, 1870).

Cette diversité d'opinions, cette multiplicité de travaux s'expliquent aisément quand on songe à la variété des lésions que l'on rencontre dans les autopsies de malades mortes à la suite des fièvres puerpérales.

Pour la clarté de mon exposition, je vais me ranger du côté des localisateurs et, au lieu d'employer un nom générique, désigner chacune des affections que j'ai observées d'après les lésions anatomiques qu'elles ont produites. Je ne puis mieux faire à ce propos que de laisser la parole à mon cher maître, M. Siredey: « En conservant la dénomination de fièvre puerpérale, dit-il, on perpétue une erreur, et l'on entretient la confusion et l'obscurité sur une question qu'il

(1) Thèse inaugurale. Paris, 1857.

(2) H. A. D'Espine. Contribution à l'étude de la septicémie puerpérale. Paris, 1873.

est de la plus haute importance d'élucider. Cette dénomination nous paraît fausse et contraire à toutes les lois de pathologie les plus élémentaires. » Il ajoute un peu plus loin : « Il s'agit maintenant de démontrer qu'à chaque lésion survenant chez les femmes en couches correspond une symptomatologie propre, permettant d'établir un diagnostic différentiel. La péritonite est l'affection qui se rencontre le plus souvent à l'autopsie des femmes en couches. Cela tient à ce qu'elle n'est presque jamais primitive et que, presque toujours, elle coexiste avec l'inflammation de l'utérus ou de ses annexes, des *lymphatiques et quelquefois des veines*. Cependant, à cause de la fréquence de l'existence simultanée de la métrite avec la péritonite, presque tous les auteurs ont décrit une métro-péritonite puerpérale. A ce sujet, il nous paraît indispensable de signaler une cause d'erreur. Nous pensons que souvent on a confondu avec la métrite vraie, c'est à dire l'inflammation du parenchyme utérin, d'autres affections comme la *phlébite* et la *lymphangite* qui s'accompagnent, ainsi que la métrite, d'une augmentation de volume de l'organe et de péritonite. »

« L'observation a démontré, il est vrai, que dans les épidémies puerpérales on trouve souvent du pus dans les parois utérines; mais, il est bien établi aujourd'hui que ce pus n'est pas le résultat d'une *fonte* purulente du parenchyme utérin enflammé et qu'il appartient exclusivement à la *lymphangite* ou à la *phlébite*. De plus, on sait que, dans la métro-péritonite, l'inflammation de la séreuse a une grande tendance à se circonscrire, à n'occuper que la partie sous-ombilicale de l'abdomen (Beau), et à se terminer par la guérison. Par conséquent, nous nous croyons fondé à n'accepter qu'avec réserve l'existence de la métro-péritonite comme manifestation de la fièvre puerpérale grave, et nous pensons que l'affection décrite par la majorité des observateurs, sous cette dénomination, n'est le plus souvent qu'une *phlébite* ou une *lymphangite* avec péritonite concomitante (1). »

M. Siredey, grâce à l'excellente thèse de M. Lucas Championnière, indique la fréquence relative de la lymphangite et réfute presque toutes les observations des partisans de la phlébite. Voici ses propres expressions : « Et si nous nous rappelons les connexions plus intimes des lymphatiques que des veines avec le péritoine, et la fréquence de la péritonite chez les femmes en couches, nous sommes conduits à considérer la maladie dite fièvre puerpérale comme n'étant le plus souvent qu'une angioleucite. » Les opinions de Tonnelé, Dance, Duplay, Nonat sont, comme on le voit, remises en honneur.

Nous étudierons donc le frisson d'abord dans la lymphangite puis dans la phlébite utérine.

FRISSON DANS LA LYMPHANGITE UTÉRINE

Le début est ordinairement brusque et soudain, il se fait pendant la nuit et d'une manière tellement brutale que les malades elles-mêmes ne peuvent pas préciser le moment de son apparition. En plein sommeil, elles sont prises de frisson, se réveillent effrayées; sentent leurs extrémités agitées d'une convulsion assez violente que le lit en soit ébranlé. C'est là un spécimen de frisson bien caractérisé dont la présence doit nous inspirer des craintes d'autant plus vives qu'il survient dans les 36 ou 48 premières heures après l'accouchement. D'autres fois, pendant la journée, soit que les malades veulent uriner, soit après l'ingestion d'un verre de tisane, soit à la suite d'un léger courant d'air

(1) La fièvre puerpérale n'existe pas. (Annales de gynécologie, 1875, mars et avril.)

ou même d'une exposition momentanée d'une partie quelconque du corps, les malades ressentent d'abord une sensation de froid, puis quelques horripilations dans le dos, auxquelles succède un frisson violent accompagné de claquement de dents.

Son intensité est variable; quelquefois elle est considérable, et alors, d'après M. Depaul, ce serait le signe ordinaire d'une péritonite généralisée. D'autres fois, le plus souvent même, il est atténué à tel point qu'il ne se manifeste plus que par un léger frissonnement ou même une sensation de froid à peine perceptible. Il peut se faire alors que les malades l'oublient complétement; c'est ce qui nous explique pourquoi certaines malades mortes de lymphangite utérine ont toujours affirmé qu'elles n'avaient jamais eu le moindre frisson. Izambard, Irma et Frémond Sylvie (obs. II et III) furent dans ce cas.—C'est probablement de lymphangites de cette espèce que voulait parler Tissot, lorsqu'il disait, dans son langage pittoresque que les suites de couches graves sans frisson sont comme le chien qui mord sans aboyer.

Je n'accepte qu'avec une très-grande réserve l'assertion de Français, qui pense que la différence d'intensité des frissons résulte des épidémies et des séries morbides. Pour lui, les dissidences qui se sont élevées entre M. le professeur Depaul et le Dr Clarke sont dues à ce que tous les deux n'ont pas également tenu compte du génie épidémique; il me semble qu'on pourrait atténuer ces divergences. M. Depaul insiste sur la constance et l'intensité du frisson de la fièvre puerpérale grave; le Dr Clarke fait remarquer qu'il lui est rarement arrivé d'observer le frisson qui marque le début d'un grand nombre de fièvres. « S'il y a eu, ajoute-t-il, dans certains cas un certain degré de frisson, cela a été en général si peu de chose, qu'il a échappé à la fois à la malade et aux assistants (1). » Ne peut-on pas admettre que le gynécologiste anglais a observé la lymphangite beaucoup plus souvent que la phlébite? Cette explication me paraît plus conforme aux faits que celle qui fait remonter les dissidences entre Clarke et M. Depaul aux épidémies.

La durée du frisson de la lymphangite est généralement beaucoup plus courte que celle du frisson de la phlébite; le plus souvent il dure de 5 à 10 minutes, rarement même un quart d'heure. Ce frisson n'est pas suivi de sueurs comme celui de la phlébite. Il est unique et commence la série des accidents. C'est un messager funèbre; s'il se répète, c'est que les veines s'enflamment comme les lymphatiques.

Ce frisson apparaît au bout d'un temps qui varie de 24 à 96 heures après l'accouchement.

Un symptôme d'une importance capitale que l'on observe en même temps que lui, c'est l'hyperthermie et l'accélération du pouls; lorsque ces deux signes persistent le lendemain du frisson, le doute n'est plus permis, la femme est fatalement atteinte de lymphangite, surtout quand on voit survenir en même temps des symptômes de péritonite; par exemple, une douleur fixe, permanente et extrêmement vive dans le bas-ventre, avec altération de la face et ballonnement du ventre. Il est, du reste, facile de se rendre compte du parti que l'on peut tirer de la température lorsqu'il s'agit de déterminer la valeur séméiologique du frisson. On n'a qu'à jeter un coup d'œil sur nos tracés thermiques (2) pour juger de l'intérêt qu'on doit y attacher; un frisson très-

(1) On diseases of wormen, published by the Sydenham society on pregnancy and labour.

(2) Voir fig. 11.

intense avec des allures graves, même dans les premières 24 heures, ne peut avoir aucune suite fâcheuse, lorsque la température, au lieu de rester à 40 ou à 41°, descend à 38 ou 39°. L'observation Keff Barbe en est un exemple frappant :

Observation XIII. — Lymphangite utérine sans péritonite. — Frisson unique initial 36 heures environ après l'accouchement. — Mort le quinzième jour. (Personnelle.)

La femme Ambroise Caliste, domestique, âgée de 23 ans, est amenée, pour accoucher, à la salle Sainte-Anne (service de M. Siredey, hôpital Lariboisière), dans la nuit du 12 avril 1875.

Une heure après son arrivée, elle accouche d'un enfant bien portant. Présentation O. I. G. A. La délivrance suivit de près l'expulsion et elle ne fut ni accompagnée ni suivie d'hémorrhagie. Point de frisson ; le travail a duré 11 heures environ.

Primipare. Jamais de fausses couches.

Peu intelligente, ne se rappelle ni la date de ses premières règles, ni celle de ses dernières. La grossesse fut facile et sans accident. L'enfant paraît à terme ; la mère est surmenée et très-fatiguée.

Les 24 premières heures se passent sans aucun fait insolite ; le soir la température excessive et la fréquence notable du pouls nous inquiètent ; pourtant, en l'examinant avec la plus grande attention, nous ne trouvons rien qui puisse expliquer ces faits.

Le lendemain, à la visite du matin, même état ; sur un des mamelons existent quelques crevasses tout à fait insuffisantes pour expliquer cette hyperthermie. L'utérus revient difficilement sur lui-même, il est indolent et présente à peine quelques contractions qui font souffrir la malade. Lochies sanglantes non fétides. La malade est triste et sans expression, miction facile : Un gramme de sulfate de quinine.

Le soir, elle me raconte que, dans la journée, en allant à la garde-robe, elle a été prise d'un frisson d'ailleurs peu intense, sans claquement de dents, qui dura 10 minutes environ, sans être suivi de sueurs. Nous cherchons de nouveau, sans la trouver, la cause du mauvais état général.

Le 3e jour, c'est-à-dire le 14, les seins s'engorgent sans que la malade accuse la moindre indisposition. Le ventre reste toujours souple et indolent; l'utérus revient difficilement sur lui-même; l'état général est de plus en plus mauvais; le facies a l'aspect typhique, pourtant la malade n'accuse ni céphalalgie, ni étourdissements; point d'épistaxis, point de diarrhée.— Rien du côté de l'abdomen; la langue sèche, fendillée. — Les poumons et le cœur, examinés avec soin, ne révèlent aucun fait pathologique. Pas de frisson.

Cet état dure jusqu'au 19. Ce jour-là, M. Siredey pratique le toucher et trouve le cul-de-sac latéral droit très-douloureux et moins profond que celui de gauche; l'utérus non fixé remonte à 4 travers de doigt au-dessous de l'ombilic; le col déchiré à droite reste entr'ouvert. On s'oppose à sa sortie et on la fait transporter à la crèche, (salle Sainte-Marthe, lit n° 7).

Les seins deviennent flasques, sans lait, les lochies glaireuses sans odeur. L'enfant, en attendant son départ en nourrice, est allaité par les autres femmes qui se trouvent dans la salle.

La malade offre toujours l'état typhique.

Le 23, elle accuse pour la première fois des douleurs à la pression, au niveau des fosses iliaques; la douleur paraît plus sensible à droite, au-dessus de l'arcade de Fallope; on y fait appliquer 15 sangsues. — Le ventre est un peu météorisé. Pas de frisson, miction facile.

Depuis hier est survenue une diarrhée très-fétide.—On continue le sulfate de quinine.

Le 24, la malade est abattue, sourde; la nuit a été mauvaise, beaucoup d'agitation et de temps en temps du délire. La douleur des fosses iliaques est moins sensible. Le météorisme est un peu plus accentué. On ne voit de taches ni sur les téguments du tronc, ni sur ceux du ventre. Pas de vomissements, pas de nausées. — Les jointures sont libres et indolentes, on ne trouve ni douleur, ni caillots sur le trajet des veines des membres inférieurs.

Le murmure vésiculaire, de même que le rhythme cardiaque, est normal.

Les lochies sont supprimées.

La nuit du 24 au 25 a été plus agitée, le délire a été plus intense.

Le matin, soubresaut des tendons; parole entrecoupée, précipitée; la surdité plus accentuée. L'aspect est plus typhique que jamais. La diarrhée, arrêtée hier, a recommencé aujourd'hui. La malade délire tranquillement une partie de la journée et toute la nuit. Elle succombe dans la matinée du 26 sans avoir conscience de son état.

Autopsie 24 heures après sa mort. — L'ouverture de l'abdomen ne laisse pas apercevoir la moindre trace de péritonite. Deux ou trois cuillerées, au plus, de sérosité louche humectent les organes du petit bassin. L'intestin distendu par des gaz est légèrement arborisé par des vaisseaux sanguins fortement congestionnés; il est ouvert depuis le duodénum jusqu'au rectum, sa face muqueuse ne présente aucune des lésions de la fièvre typhoïde, soupçonnée un moment pendant la vie. Les glandes et les plaques de Peyer ne sont point hypertrophiées et offrent leur aspect normal; pas même de congestion bien marquée de la muqueuse.

Du côté des organes génitaux internes on trouve les lésions suivantes :

Le corps de l'utérus, presque revenu sur lui-même, mesure de 8 à 10 cent. de hauteur; les coupes qu'on pratique sur les angles et les bords latéraux font découvrir des vaisseaux lymphatiques, tout à fait à la superficie, remplis de pus blanc et crémeux. Dans plusieurs endroits, à la surface, surtout du côté droit et en arrière, on remarque des dilatations lymphatiques contenant du pus en tout semblable à celui des vaisseaux. La surface interne de l'utérus est lisse ; les sinus veineux, au niveau de l'insertion placentaire (à gauche), sont sains et n'offrent ni caillots ni traces de pus. Les vaisseaux qui se trouvent dans l'épaisseur du corps n'offrent aucune altération. — Le col est déchiré à droite; on trouve dans son épaisseur plusieurs abcès; le vaisseau coronaire lymphatique situé à la jonction du col et du corps est gorgé de pus.

Les annexes de l'utérus sont libres d'adhérences ; la trompe gauche contient du pus, mais en petite quantité, tandis que celle du côté opposé en est remplie ; l'ovaire du même côté est transformé en une poche purulente ; l'ovaire gauche est simplement congestionné.

Les ganglions lymphatiques qui constituent la chaîne prévertébrale de la région lombaire sont hypertrophiés, les uns simplement rougeâtres, les autres purulents.

Les poumons, le cœur et les autres organes splanchniques sont normaux ; nulle part on ne trouve trace d'abcès métastatiques.

L'examen des articulations fémoro-tibiales et scapulo-humérales, des veines iliaques et saphènes, ne montre rien d'anormal.

Les symptômes que la malade a présentés pendant la vie rendaient le diagnostic un peu difficile dès le début. L'absence de la péritonite qui accompagne le plus souvent la lymphangite, l'état typhique de la malade a fait croire un moment à une fièvre typhoïde ; mais une fois le toucher pratiqué, le doute n'était plus permis ; mon maître, M. Siredey, put confirmer, séance tenante, le diagnostic de lymphangite utérine. Je veux attirer l'attention sur ce point qui mérite un assez grand intérêt : Dans ce cas, la marche de la maladie fut plus lente que d'habitude ; la durée de 15 jours n'est pas de règle dans la lymphangite ; il est possible et même probable que le point de départ de la lymphangite fut le col utérin, celui-ci avait été déchiré, comme la chose arrive souvent chez les primipares, et, comme résultat, on eut d'abord une angioleucite limitée qui se propagea dans la suite au reste des vaisseaux lymphatiques. — Les lésions constatées à l'autopsie confirment cette opinion; en effet, elles étaient beaucoup plus avancées du côté droit que du côté gauche. J'ignore pour quelle raison la lymphangite ne resta pas limitée au col; le travail ne fut signalé par aucun phénomène insolite; la fatigue et le mauvais état général durent avoir une très-grande influence sur les progrès du mal.

Je rapporterai plus loin deux observations dans lesquelles il a été impossible de trouver autre chose qu'une lymphangite limitée du col, consécutive à une déchirure, pour expliquer les frissons que les femmes ont éprouvés. Ces deux faits viennent appuyer mon hypothèse.

Observation XIV. — Péritonite et lymphangite utérine puerpérales suraiguës. — Frisson unique. — Mort 50 heures après l'accouchement. (Service de M. Moissenet. — Art de M. Siredey. — Ann. de gynécologie, mars et avril 1875).

Chéront, 27 ans, bonne constitution, multipare, ayant déjà eu trois enfants, entre à l'hôpital Lariboisière le 17 mai 1858, et accouche naturellement le 18, à 4 heures du matin.

Dans la nuit du 18 au 19, sans cause connue, *frisson* extrêmement violent avec douleur vive et ballonnement du ventre, hoquet, nausées et vomissements verts, soif ardente, diarrhée abondante. — (Un vomitif.)

Le 19, soir. Profonde altération des traits, ventre dur, tendu, extrêmement douloureux. 25 sangsues; opium, 10 centigr., glace, eau de Seltz.

Le 20. — Excitation toute la nuit, insomnie absolue, soif ardente, vomissements incessants, verts, porracés. Le pouls a disparu à la radiale.

Dyspnée considérable, plaques marbrées ecchymotiques sur le tronc et les membres. Mort à 9 heures du matin, 53 heures après un accouchement remarquable par sa simplicité.

Autopsie.—Cadavre marbré de plaques ecchymotiques disséminées et surtout abondantes dans les parties déclivées.

Péritoine légèrement vascularisé. Quelques cuillerées de pus seulement accumulé dans le petit bassin. Estomac et intestins distendus par des gaz.

Utérus assez bien revenu sur lui-même. Sanie rougeâtre sans fétidité dans la cavité utérine.

Lymphangite utérine des plus évidentes. On reconnaît, dans les ligaments larges et à la région lombaire, les lymphatiques distendus par du pus. Quelques-uns atteignent le diamètre d'une plume de corbeau et vont rejoindre les ganglions lombaires hypertrophiés et remplis de pus. Congestion intense des méninges, des poumons, du cerveau, du foie et de la rate, sans trace de pus.

Je dois l'observation suivante à l'extrême obligeance de mon excellent ami et collègue Auger.

OBSERVATION XV. — Lymphangite utérine. — Péritonite. — Frisson unique le septième jour. — Mort le quatorzième.

Boumeny, Marie, 23 ans, domestique, d'une bonne constitution, est entrée le 26 décembre 1874, salle Sainte-Anne, et y est accouchée naturellement, le même jour, d'un enfant de 8 mois, qu a vécu 5 jours. La délivrance se fit bien.

Primipare, jamais de fausses couches; les dernières règles le 24 mars 1874.

Elle se porta bien pendant quelques jours, lorsque, le 2 janvier, elle se plaignit d'un léger mal de gorge et d'un frisson très-intense avec claquements de dents, frisson survenu pendant la nuit, sans cause appréciable. M. Siredey l'examina et ne trouva rien; mais, quoiqu'il n'y eût aucun cas d'infection dans nos salles, il crut devoir la faire passer dans le service de M. le docteur Guyot, où nous la trouvons, le 2 janvier, à la visite du soir (n° 23, salle Sainte-Élisabeth), avec la face congestionnée, la peau chaude, le pouls fréquent à 120. Céphalalgie, ventre indolent à la pression, utérus encore volumineux dans la fosse iliaque droite. Pas de nouveau frisson. La malade paraît contrariée, soit par son séjour à l'hôpital, soit par la mort de son enfant.

Le 4 janvier, même état; fièvre surtout le soir, pas de frisson, ventre légèrement ballonné, mais indolent. Lochies fétides; la sécrétion lactée diminue peu à peu. Injections phéniquées.

Le 5, la malade a de la diarrhée, pouls entre 110 et 120, pas de frissons, pas de vomissements ni de nausées, ventre ballonné, peu douloureux, langue assez bonne. — 20 ventouses scarifiées sur le ventre, cataplasmes laudanisés.

Le 6, pouls à 120; légères douleurs dans le ventre à la pression, pas de frissons, pas de vomissements, diarrhée arrêtée, ballonnement du ventre. — Large vésicatoire sur la région sous-ombilicale.

Le 7, 132 pulsations, ventre toujours ballonné, sans être très-douloureux.

Le 9, l'état général devient de plus en plus mauvais, la figure se grippe, les yeux s'excavent (facies abdominal). La malade, interrogée, prétend toujours aller très-bien, néanmoins, elle a eu deux vomissements. La respiration s'accélère. Le ventre est très-ballonné, mais légèrement douloureux à la pression. La diarrhée a reparu. Pas de nouveaux frissons.

Le 10, l'état général devient plus grave; quelques vomissements sans efforts ni douleur: succombe dans la nuit du 12 à une heure du matin, en conservant toute sa connaissance.

Autopsie faite le 12 à 11 heures du matin. — A l'ouverture de l'abdomen, on trouve les intestins distendus par des gaz et plongés dans une sérosité très-louche, contenant du pus et des débris pseudo-membraneux. — Le péritoine viscéral et pariétal est très-injecté. — En enlevant l'intestin, on trouve l'utérus débordant le détroit supérieur, entouré de flocons albumino-purulents, surtout dans le cul-de-sac utéro-rectal; celui-ci, de même que le cul-de-sac urétro-vésical, est libre d'adhérences.

Par des incisions pratiquées sur les faces antérieures et postérieures, à l'endroit où se trouvaient plusieurs points faisant relief, on tombait sur de petites cavités très-superficielles contenant du pus blanc crémeux; les bords latéraux incisés au niveau de l'insertion des ligaments larges, faisaient voir des lymphatiques contenant du pus; sur presque toute la surface utérine, on voyait des traînées superficielles remplies de pus.

Sur sa face interne, au niveau de l'insertion placentaire, on trouve des détritus sans aucun caractère; la cavité de l'utérus contient tout au plus une cuillerée à bouche d'un liquide épais et noirâtre.—Les sinus veineux, au niveau de l'insertion du placenta, coupés en plusieurs endroits, sont sains et ne contiennent ni caillots ni pus. Les ganglions lombaires sont légèrement congestionnés, mais sans trace de pus.

Le foie, gras, n'offre pas d'abcès. Les autres organes n'ont pas été examinés.

Cette observation, malgré quelques lacunes, offre un très-grand intérêt au point de vue de la valeur séméïotique du frisson. Ce symptôme unique parut un peu tard, mais il suffit pour éveiller l'attention de mon maître; la suite prouva malheureusement que ses craintes étaient fondées, car la malade succomba au bout de quelques jours dans le service de M. Guyot.

Observation XVI. — Lymphangite et phlébite utérines. — Péritonite généralisée. — Frisson unique survenant 36 heures après l'accouchement. — Mort le sixième jour. (Personnelle.)

Guillerault, Isabelle, âgée de 20 ans, domestique, primipare, entre, dans la nuit du 17 mai 1875, à la salle Sainte-Anne, hôpital Lariboisière, avec de fortes douleurs, et accouche naturellement, 6 heures après, d'un enfant à terme et bien portant.

Jamais de fausses couches. Réglée à 15 ans, toujours régulièrement, sauf la première année, durant laquelle elle a toujours eu de la dysménorrhée; dernières règles le 18 août 1874. Grossesse facile.

Pas de frisson pendant le travail et l'accouchement.

Délivrance naturelle sans hémorrhagie.

Rien d'anormal durant les 36 premières heures.

Dans la nuit du 18 au 19 la malade se réveille brusquement, étant prise d'un frisson avec claquement de dents tellement violent que son lit en était ébranlé; il dure une bonne demi-heure et est à peine suivi d'une légère réaction, malgré les stimulants qu'on lui avait fait prendre et les couvertures dont on l'avait enveloppée.

Le 19, à la visite, sauf une douleur à la pression que la malade accuse au niveau des cornes utérines; rien ne peut expliquer l'invasion soudaine et brusque de ce frisson. Les seins sont distendus, engorgés, les veines superficielles se dessinent mieux que la veille; les mamelons normaux ne présentent point de crevasses, point de lymphangite. — Pas de déchirure du périnée. Malgré les tranchées qui font souffrir la malade, l'utérus est encore assez gros et il se trouve à deux centimètres au-dessous de l'ombilic. — Lochies normales sans caillots. — La miction se fait bien. Pas de selles depuis l'accouchement. — Soif ardente, langue un peu sèche. Deux verres d'eau de Sedlitz.

Le soir, l'état général étant pire, je lui fais mettre 24 sangsues (douze de chaque côté des fosses iliaques).

Le 20, ventre météorisé, très-douloureux même à la plus légère pression; la douleur est plus sensible au niveau de la corne droite. Pas de nouveaux frissons. La malade n'a ni nausées ni vomissements. Lochies non fétides, glaireuses; les seins engorgés laissent sortir du colostrum. Miction facile. Pas de diarrhée. Cataplasmes et onctions avec de l'onguent napolitain belladoné sur le ventre; 0,10 d'extrait thébaïque et 1,50 de sulfate de quinine à l'intérieur.

Le soir, on trouve le facies changé, aspect typhique. Le ballonnement du ventre dépasse déjà la région sous ombilicale.

Le 21, facies péritonéal. Respiration costale et pénible. R. =48 à la minute. Le ballonnement occupe, de même que la douleur, la région sus-ombilicale. Quelques nausées sans vomissements ni hoquets. Les articulations sont libres et indolentes; le trajet des troncs veineux ne laisse pas apercevoir la moindre trace de phlébite. Seins flasques. — Les lochies, presque supprimées, n'ont pas d'odeur fétide; miction facile; pas de frisson.

Dans la soirée, la malade rend des vomissements porracés; morceaux de glace dans la bouche; même état que le matin.

Le 22, aucun changement dans l'état général. Les vomissements, qui ont continué presque toute la nuit, sont devenus plus rares. — Subdélirium. — Quoique la malade paraisse plus rassurée sur son état, le facies présente toujours le même aspect typhique. Les douleurs du ventre sont diminuées. — Cet état continue, et la malade succombe dans la matinée du 23, ayant conservé son intelligence et sans avoir présenté de nouveaux frissons.

Autopsie faite 24 heures après la mort. — A l'ouverture du ventre, on constate tout d'abord une péritonite généralisée; les anses intestinales, distendues par des gaz, sont légèrement collées les unes aux autres par de fausses membranes récentes; la cavité péritonéale contient une quantité assez considérable de liquide louche, qui tient en suspension des flocons albumino-purulents.

La surface externe de l'utérus est tapissée par-ci par-là de fausses membranes nouvelles : les dimensions de l'organe sont assez notables, il mesure 15 centimètres de hauteur et à peu près autant d'une corne à l'autre. — Par des coupes faites sur ses bords latéraux et au niveau de ses angles, on trouve tout à fait à la superficie, aussi bien en avant qu'en arrière, des vaisseaux sans valvules, nacrés et qui laissent échapper un pus blanc, épais et crémeux. A la surface de l'utérus, on remarque en plusieurs endroits de petites phlyctènes, qui, incisées, donnent issue à du pus offrant les mêmes caractères que celui que nous avons trouvé dans les vaisseaux lymphatiques. Ces phlyctènes ne sont pas autre chose que des dilatations de ces mêmes vaisseaux. — A droite, au niveau de l'insertion placentaire, quelques sinus veineux contiennent des caillots et un peu de pus rougeâtre. — La surface interne de l'utérus est souillée d'une sanie noirâtre; on y voit quelques cotylédons faiblement adhérents; un léger filet d'eau les enlève sans difficulté.

Le col présente deux déchirures latérales, la droite étant un peu plus profonde. Pas de pus dans son épaisseur.

Rien d'anormal à signaler dans les trompes, les ovaires et d'autres organes splanchniques.

Les ganglions lymphatiques lombaires et pelviens sont hypertrophiés et contiennent du pus.

La lymphangite utérine diagnostiquée pendant la vie était donc manifeste sur le cadavre; mais, en dehors de ces lésions, nous avons constaté quelque chose de plus; il y avait des traces de phlébite dans les sinus utérins; cette phlébite, d'ailleurs bien limitée, doit être considérée comme secondaire et sans signification dans la symptomatologie que la malade a présentée pendant la vie; en effet, aucun phénomène morbide ne fit soupçonner son existence; si la survie de la malade eût été un peu plus longue, comme dans l'observation de Céline Delacour, les symptômes auraient pu être plus complexes, plus manifestes, de façon que le diagnostic eût été porté avec des raisons plus ou moins péremptoires. Les frissons multiples que cette malade a présentés appuient fortement le diagnostic de phlébite utérine.

Dans les deux observations suivantes, il me semble, au contraire, que les frissons furent symptomatiques de lymphangites limitées du col; ce diagnostic pourrait paraître téméraire, puisque la malade a survécu et que, par conséquent, la lésion, le corps du délit pour ainsi dire, n'a pu être constatée *de visu*. Pourtant le caractère spécial du frisson, les conditions dans lesquelles il apparut, l'absence de tout autre phénomène morbide, donnent au diagnostic de mon maître la plus grande probabilité. M. Just-Lucas Championnière, dans sa thèse inaugurale, insiste sur la richesse du col en vaisseaux lymphatiques et se déclare partisan de la lymphangite bénigne. En effet, pourquoi la lymphangite du col aurait-elle une autre marche que celle que nous voyons tous les jours, dans les autres régions, à la suite des traumatismes? Ne voit-on pas à la tête, comme au tronc et aux membres, des lymphangites limitées et bénignes?

Observation XVII. — Lymphangite? et déchirure du col utérin. — Primipare. — Frisson le quatrième jour. (Personnelle.)

Caroline Mater, 19 ans, domestique, entre, le 20 octobre 1875, à l'hôpital Lariboisière, salle Sainte-Anne, et y accouche le lendemain (23) naturellement d'une fille pesant 3,400 gr., présentation OIDP. Durée du travail 13 heures environ. Délivrance naturelle sans hémorrhagie, point de frisson pendant l'accouchement. Jamais de fausses couches. Réglée pour la première fois à 17 ans 1/2, toujours abondamment et avec des coliques, souvent elle rendait des caillots.

Les dernières règles apparurent à la fin de décembre 1874

Bien que la malade fût habituellement bien portante, la grossesse fut pénible pendant les trois derniers mois; elle vomissait souvent à la suite des repas.

Aucun fait insolite dans les 48 premières heures.

Le 25, c'est-à-dire trois jours après l'accouchement, la sécrétion lactée s'est établie ; les seins sont engorgés. La femme est tourmentée par des contractions utérines qui reviennent de temps à autre, l'utérus, dur, a 4 travers de doigt au-dessous de l'ombilic. Lochies sanglantes sans caillots, n'ayant pas d'odeur fétide.

Le 26, dans la matinée, éprouve des *frissons* fréquents sans claquement de dents, et à la visite, on la trouve avec de la fièvre ; soif, langue un peu sèche; douleur éveillée par la pression dans la fosse iliaque droite, immédiatement au-dessous de l'arcade de Fallope. Lochies sanglantes, sans odeur fétide; les seins gorgés de lait ne présentent ni crevasses, ni lymphangite. — Les organes génitaux externes, examinés avec attention, sont trouvés sains sans déchirure ni œdème, périnée intact. Les fonctions digestives sont bonnes. Rien du côté du cœur et des poumons ; — miction facile. Cataplasmes laudanisés sur le ventre.

Le 27, vers 11 heures, nouveau *frisson* suivi de sueur. Même état que la veille. En examinant de nouveau la malade, on ne trouve rien qui explique le frisson. Les douleurs dans la fosse iliaque droite persistent toujours. La sécrétion lactée se fait bien.

Le 28, point de frisson ; la douleur est moins vive ; soif, langue un peu plus humide.

La malade continue d'aller bien et n'a pas de nouveaux frissons ; les douleurs de la fosse iliaque sont complétement disparues.

La veille de sa sortie, M. Siredey la touche et constate une déchirure du col à droite, déchirure qui se prolonge jusqu'au cul-de-sac ; l'utérus est mobile et indolent.

Le 2 novembre, quitte le service en bon état.

Observation XVIII. — Lymphangite ? et déchirure du col. — Primipare. — Application du forceps. — Frisson unique le cinquième jour. (Personnelle.)

Caroline Chauffourier, couturière, bien conformée, non rachitique, âgée de 28 ans, entrée le 28 septembre 1875, à 6 heures du matin, à la salle Sainte-Anne, hôpital Lariboisière, et je l'accouche au forceps le même jour vers 2 heures, d'un enfant bien portant pesant 3,200 grammes. Jamais de fausses couches. Réglée pour la première fois à 18 ans, toujours régulièrement et sans douleur. La dernière menstruation vers le milieu de décembre 1874. Grossesse facile.

Les premières douleurs ont commencé le lundi 26 septembre, les eaux se sont écoulées le même jour vers 2 heures de l'après-midi.

L'accouchement se fait sans déchirure ni éraillure du périnée, et ni lui ni la délivrance ne furent suivis de frisson.

Rien d'anormal les quatre premiers jours ; léger mouvement fébrile le 1er octobre, correspondant à la montée du lait qui se fit dans la nuit du troisième au quatrième jour. Les seins en bon état ne présentent ni crevasses, ni traces de lymphangite.

L'utérus revient bien, et la femme n'est pas tourmentée par les tranchées utérines.

Un léger œdème des lèvres, survenu le lendemain de l'accouchement, était complétement disparu le 1er octobre.

Le 2 octobre, cinq jours après l'accouchement, vers 9 heures du matin, sans cause connue cette femme est prise brusquement d'un *frisson* intense avec claquement de dents, qui dure un quart d'heure environ et est suivi de sueurs profuses.

A la visite du soir, nous l'examinons avec beaucoup d'attention, afin de découvrir, si la chose est possible, la cause du frisson, et nous ne trouvons ni crevasses, ni lymphangite du sein; pas la moindre solution de continuité du côté du périnée. — Les fonctions digestives se font bien. — Les poumons et le cœur sont en bon état; — miction facile.

L'examen de l'utérus révèle une douleur à la pression vers sa corne gauche; cet organe se trouve à quatre travers de doigt au-dessous de l'ombilic.

Collodion sur le ventre; sulfate de quinine, 1 gr. 50.

Le 3 octobre, la malade se trouve bien, elle a passé une très-bonne nuit. Le ventre souple, non ballonné, est à peine sensible à la pression au-dessus de la fosse iliaque gauche. M. Siredey pratique le toucher et constate d'abord deux déchirures du col, l'une un peu en arrière, et l'autre à gauche, se prolongeant vers le cul-de-sac correspondant qui est douloureux à la pression; l'utérus, non fixé, est indolent. On continue le sulfate de quinine.

Les jours suivants, la femme est complétement rétablie et, le 18 octobre, elle quittele service en très-bon état, sans avoir rien éprouvé du côté de l'utérus qui, du reste, est presque complétement revenu sur lui-même.

DU FRISSON DANS LA PHLÉBITE UTÉRINE.

Ce symptôme se révèle tout à fait d'une autre manière que dans la lymphangite; seul le début est aussi brusque et aussi soudain que dans cette dernière affection. Ordinairement tardif, son apparition n'ouvre pas la scène morbide; au contraire, il survient alors que d'autres symptômes se sont déjà déclarés.

Les trois observations de phlébite publiées par M. Siredey (1) peuvent être considérées comme types; dans la pre-

(1) Ann. de Gynécologie. Loc. cit.

mière observation, le frisson est survenu au bout de 8 jours; dans la deuxième, le 10e jour; et enfin dans la troisième, le 5e jour, alors que d'autres phénomènes avaient déjà signalé l'invasion de la maladie.

Son début, comme celui de la lymphangite, est brusque; les malades, soit pendant la nuit, soit pendant le jour, sont prises d'un frisson qui les fait souffrir beaucoup par sa violence et qui débute sans cause connue ou à la suite d'une cause insignifiante.

Dans la phlébite, la durée et l'intensité du frisson sont plus grandes que dans la lymphangite, il dure ordinairement une demi-heure, trois quarts d'heure, ou, dans des cas exceptionnels, comme celui qu'ont observé Bidault et Arnoult (1), 2 à 3 heures. Cette durée d'un seul frisson me semble exagérée, il est probable que, dans ces cas, les malades ont éprouvé plusieurs frissons répétés à des intervalles assez courts. Sa grande intensité produit généralement une trépidation musculaire, et un claquement de dents très-prononcé; les traits du visage expriment une souffrance et une inquiétude profondes; la face est cyanosée, les lèvres sont bleuâtres et tremblantes, le nez pincé, l'œil éteint et excavé. La fin de cette période algide est annoncée par une chaleur agréable le long de la colonne vertébrale, qui se répand progressivement dans le reste du corps; — la réaction commence, cette période de chaleur suit, dans son développement, la même marche que le froid, elle est d'une durée un peu plus courte; la sensation de chaleur, d'abord agréable, devient bientôt pénible, quelquefois son exagération est telle que les malades éprouvent une sensation de cuisson et de brûlure de la peau. Ce stade de chaleur est suivi de

(1) Français. Loc. cit., p. 91.

sueurs, après s'établit une rémission qui dure un temps indéfini.

En lisant ces lignes, tout le monde reconnaît sans peine l'accès de la fièvre maremmatique; en effet, il y a dans la phlébite utérine, comme dans la fièvre paludéenne, des accès plus ou moins violents, présentant les trois stades classiques, et séparés par des intervalles indéterminés sans période régulière de rémission. Les courbes de température ressemblent également à celles de la fièvre intermittente; elles font voir une hyperthermie avec accélération du pouls avant et pendant le frisson, un abaissement de température avec diminution du pouls durant la période de rémission.

La répétition est le caractère propre du frisson de la phlébite, cette remarque avait déjà été faite par Osiander, qui a décrit une épidémie de fièvre puerpérale intermittente, observée par lui en 1781; M. Depaul, dans son discours à l'Académie le 2 mars 1858, a insisté sur l'époque à laquelle surviennent le 2e et le 3e frisson. C'est rarement, dit-il, après 24 à 36 heures. Mes observations donnent raison à cette assertion, mais je crois qu'on doit faire quelques réserves, soit pour le frisson de la phlébite, lorsqu'elle s'étend aux veines utéro-ovariennes, soit qu'il s'agisse de différentes complications, comme les arthrites de l'infection purulente, etc. Ce sont là des conditions qui favorisent l'apparition de ce symptôme. L'obs. II (Phlébite utérine puerpérale. — Pleurésie gauche. — Abcès métastatique dans le poumon droit, — mort) de l'article de M. Siredey (1) est très-instructive à cet égard; dans un intervalle de 10 jours, la malade a éprouvé 14 frissons violents.

(1) Siredey. Loc. cit.

Avant de terminer, je vais résumer les caractères du frisson dans la lymphangite et la phlébite utérine puerpérales :

FRISSON.

Lymphangite.	*Phlébite.*
Début brusque et soudain, soit le jour, soit la nuit.	Début brusque et soudain, soit le jour, soit la nuit.
Marque ordinairement le début de la maladie.	Apparition tardive après d'autres symptômes annonçant le début de la phlébite.
Unique d'habitude, — peut même manquer dans certains cas.	Se répète et ne manque jamais.
Durée moins longue et moins violent comme intensité.	Durée plus longue et d'une grande violence.
Pas de sueurs.	Toujours suivi de sueurs.

Hyperthermie et accélération du pouls.

Après le frisson la température se maintient au même degré qu'avant, ou il y a un léger abaissement.	La température, après avoir diminué de plusieurs degrés, se rapproche du chiffre normal.

Observation XIX. — Phlébite utérine. — Péritonite sans lymphangite. — Frisson les 24 premières heures après l'accouchement. — Mort le sixième jour. (Personnelle.)

Bonnaire, couturière, primipare, âgée de 27 ans, entre dans la nuit du 12 avril 1875 à la salle d'accouchements (hôpital Lariboisière).

D'une constitution robuste, sans traces de rachitisme, elle a été réglée pour la première fois à 13 ans 1/2, toujours régulièrement, durant 3 ou 4 jours; l'a été la dernière fois le 17 juin 1874. Jamais de fausses couches.

La grossesse fut facile, sauf quelques coliques et des vomissements les trois premiers mois.

En l'examinant, le 13, à la visite du matin, nous la trouvons avec de légères douleurs lombaires, que la femme éprouvait déjà depuis quelques jours; le ventre développé comme dans une grossesse à terme; on entend à l'auscultation les bruits du fœtus à droite, au-dessous de l'ombilic, et ceux du souffle, dit utéro-placentaire, à gauche. Au toucher, on constate une rigidité très-marquée des lèvres du col, dilaté tout au plus comme une pièce de 1 franc. La mère ressent les mouvements du fœtus.

La journée se passe sans aucun accident; les contractions utérines sont d'une faible intensité et s'accompagnent d'un écoulement peu abondant de liquide amniotique.

Le soir, même état du col.

Le 14, aucun changement du côté du col; les lèvres, toujours rigides, donnent au toucher la sensation d'une corde.

Dans la journée, les contractions, qui ont presque cessé pendant la nuit, reviennent avec une intensité un peu plus forte, et on trouve le soir le col dilaté comme une pièce de 2 francs. Les lèvres, toujours rigides, semblent céder un peu quand on essaie de dilater le col. Le fœtus vit. — Bain tiède prolongé.

Le 15, même état qu'hier. Application d'extrait de belladone sur le col. A la visite du soir je trouve la femme changée, fatiguée, le facies exprime la souffrance; le ventre est indolent à la pression. Pas de vomissements, pas de nausées. Malgré des contractions utérines très-fortes, la dilatation du col n'est pas plus avancée qu'hier. J'applique de nouveau de la belladone sur le col et je fais mettre la malade dans un bain tiède. Les bruits du cœur fœtal s'entendent manifestement à droite.

Le 16, à la visite, on la trouve dans un état très-alarmant, le facies fatigué, les forces épuisées; elle a du hoquet à chaque instant. A plusieurs reprises elle a rendu des matières porracées, tout à fait semblables à celles de la péritonite; elle accuse toujours des nausées. — La palpation du ventre révèle des douleurs; pouls fréquent, petit, précipité à 100. A l'auscultation, on n'entend plus les bruits du cœur du fœtus, seul le bruit du souffle utéro-placentaire est perceptible à gauche. Le col est dilaté un peu plus qu'une pièce de 5 francs en argent, les lèvres sont moins rigides. Séance tenante, on décide une application de forceps; une fois la femme chloroformée, le col cède facilement et l'introduction des branches se fait sans difficulté; on éprouve une légère résistance pour les articuler, et on est obligé de s'y prendre à plusieurs fois.

Après des tractions un peu vigoureuses, l'enfant est retiré mort, pesant 3,300 grammes. La délivrance est faite dix minutes après, sans difficulté et sans être suivie d'hémorrhagie. Immédiatement on constate que le col est déchiré sur les parties latérales; le périnée est intact.

L'accouchement et la délivrance ne furent ni accompagnés ni suivis de frisson. Sulf. de quin. 1,50; extr. théb., 0,10; potion de Todd; badigeonnage sur le ventre avec du collodion.

La journée se passe dans un état de somnolence complète; le soir on la trouve avec de la fièvre, langue un peu sèche, figure congestionnée, ventre souple et indolent, légèrement ballonné, vessie vide (la malade avait uriné toute seule). L'utérus, immédiatement au-dessous de l'ombilic, se contracte faiblement; lochies sanglantes. — Les seins, mous, flasques, laissent couler à la pression un peu de colostrum. — Les vomissements et les hoquets se sont arrêtés. — Pas de frisson ni d'hémorrhagie après la délivrance.

Le 17, délire pendant la nuit; la malade prétend se bien porter. L'état général paraît meilleur qu'hier soir; les réponses sont plus claires et plus précises, le facies est normal.

Le ventre, un peu plus ballonné, est douloureux dans toute son étendue; on trouve le corps de l'utérus à 4 ou 5 cent. au-dessous de l'ombilic, incliné surtout du côté gauche; sa corne droite est douloureuse à la pression. La malade n'urine pas, on est obligé de la sonder. Les lochies, un peu sanieuses, offrent une odeur nauséabonde. Toutes les articulations sont libres et indolentes; pas de phlébite sur les membres.

Rien d'anormal du côté des poumons; l'examen du cœur révèle un souffle anémique à la base, au niveau de l'orifice aortique, souffle qui se prolonge dans les vaisseaux du cou. Les seins sont flasques. *Ut supra* et de plus, injections vaginales de permanganate de potasse.

Vers 11 heures, sans aucune cause appréciable, la malade est, pour la première fois, prise d'un *frisson* avec claquement de dents tellement violent que le lit en est ébranlé, il dure 1/2 heure et est suivi d'une très-forte réaction avec sueurs profuses et abondantes; on est obligé de la changer trois fois de chemise.

Le soir la malade est très-abattue: peau brûlante, langue sèche, soif vive; même état du côté de l'utérus et de l'abdomen. La vessie est distendue; on sonde la malade. Glace à l'intérieur.

Le 18, nuit bonne, sans délire. Pas de changement notable. Le ventre tendu est toujours douloureux.

On sonde la malade.

Même état le soir; pour la première fois depuis l'accouchement, elle éprouve des nausées accompagnées de vomissements.

Le 19, la nuit a été mauvaise, beaucoup d'agitation, subdélirium, rêvasseries. La malade parle haut, répond avec emportement aux questions qu'on lui adresse. Facies abdominal. — Le ventre tendu est douloureux, le ballonnement, de même que la douleur, ont dépassé l'ombilic. Utérus volumineux à 5 travers de doigt au-dessus du pubis. Les lochies sont fétides, les injections intra-utérines ramènent des débris noirs comme de la raclure. Nausées sans vomissements; miction difficile, on la sonde. Les articulations sont libres et indolentes. Pas de trace de phlébite sur les membres.

Rien du côté des organes thoraciques. La respiration pourtant est pénible, costale, à 56.

Vers 5 heures P. M., la malade est prise, pour la seconde fois, d'un *frisson* aussi violent que le premier, qui dure plus d'un quart d'heure, et est suivi d'une réaction vive et de sueurs abondantes. Même état que le matin.

Le 20, l'état général, de même que les autres signes du côté du ventre et de l'utérus, n'ont subi aucun changement depuis hier; vomissements verdâtres et porracés, le pouls est petit, filiforme, abdominal. On la sonde.

Le soir la malade, complétement changée, est calme et satisfaite de son état.

Les téguments sont couverts de sueur, elle vient d'avoir un troisième *frisson*, tout à fait pareil à celui de la veille, le ventre est douloureux pendant les efforts de vomissement.

Le 21, même état que la veille. Facies hippocratique, yeux cernés et excavés, nez pincé, teinte sub-ictérique, respiration costale incomplète à 56. Les vomissements qu'elle rend de temps à autre, viennent sans efforts. Les articulations sont libres et indolentes. Pas de traces de phlébite ni d'œdème sur les membres inférieurs.

Pas de nouveaux frissons.

Dans la nuit, succombe sans délire.

Autopsie faite le 23, à 9 heures du matin. — L'ouverture de la cavité abdominale laisse échapper une quantité de pus, évaluée à un litre environ. Les anses intestinales, distendues par des gaz, sont légèrement collées les unes aux autres; par-ci, par-là, on trouve, à leur surface, des fausses membranes récentes; la face postérieure de la paroi abdominale, la face inférieure du diaphragme, celle du foie et de tous les autres organes splanchniques en contact avec le péritoine sont tapissées en partie par de fausses membranes, minces, peu adhérentes, vestige d'une récente péritonite.

Le pus remplit la cavité du petit bassin et baigne de tous les côtés les annexes et les surfaces de l'utérus qui a contracté des adhérences en avant avec la vessie, et en arrière avec le rectum.

Utérus gros, volumineux, mesure 15 centimètres de hauteur et à peu près autant d'une corne à l'autre. Surface tapissée de fausses membranes.

Des coupes minces, profondes, pratiquées sur le corps de l'utérus, et progressivement vers ses bords latéraux vers le centre et les angles ne révèlent pas la moindre trace de pus à la superficie; mais, profondément au milieu du tissu utérin et au niveau de l'insertion placentaire, qui a lieu en arrière et du côté droit on trouve des sinus veineux et des vaisseaux à parois rougeâtres, rugueuses, présentant des valvules qui contiennent une sérosité sanguinolente en très-grande quantité, mêlée à des caillots plus ou moins adhérents aux parois des vaisseaux. La surface interne de l'utérus est tapissée d'un détritus noir, putrilagineux, fétide, qu'on a comparé à la diphthérie de l'utérus.

Le col, déchiré sur les parties latérales, ressemble à deux lambeaux infiltrés noirs, ayant un aspect gangréneux. Le vagin n'offre aucune lésion pathologique. Tout autour de la réunion du col et du corps de l'utérus on ne trouve ni traces de pus, ni ganglions engorgés.

Les ligaments larges, de même que les ovaires et les trompes, ne présentent aucune altération morbide. Les ovaires sont simplement congestionnés.

Dans les veines hypogastriques on trouve quelques caillots ambrés, peu adhérents aux parois.

Les ganglions lombaires et pelviens sont hypertrophiés et rougeâtres à la coupe.

Le foie, la rate, les reins, le cœur et les poumons n'offrent rien d'anormal, sinon une congestion passive vers la partie postérieure des lobes pulmonaires, et quelques caillots blanchâtres et fibrineux enchevêtrés entre les colonnes charnues du cœur.

Les articulations sont saines; les veines des membres inférieurs ne contiennent point de caillots, leurs parois sont sans trace de phlébite.

Deux choses dignes d'attirer notre attention se sont présentées chez la femme qui fait l'objet de cette observation. D'abord la péritonite traumatique, pour ainsi dire, causée par la prolongation du travail, manifestée avant la terminaison de l'accouchement, avec ses symptômes ordinaires, sauf le frisson ; et ensuite la phlébite.

Si les symptômes de cette dernière maladie ont été masqués, jusqu'à un certain point, par ceux de la péritonite, il est pourtant facile de reconnaître ce qui appartient à la phlébite. Les trois frissons éprouvés par la femme, séparés par un état de bien-être relatif, suffirent pour permettre de diagnostiquer l'existence d'une phlébite ; il est probable que chaque frisson indiquait une extension de la phlébite à de nouvelles parties de l'utérus, et que, si la maladie avait duré un peu plus longtemps, nous aurions pu avoir des lésions d'infection purulente.

Il était permis, pendant la vie, d'avoir des doutes sur l'existence d'une lymphangite ; car, dans la grande majorité des cas, une péritonite l'accompagne ; ce n'est pourtant pas là, comme le croyait Botrel (1), une règle absolue. Dans notre observation, la méprise était facile, car la phlébite est accompagnée de péritonite.

Observation XX. — Insertion vicieuse du placenta. Version. — Phlébite utérine ; infection purulente (abcès métastatiques dans les poumons). — Frissons. (Personnelle.)

La nommée Clémentine Girard, âgée de 42 ans, couturière, entre le 2 décembre 1875 à la salle Sainte-Anne de l'hôpital Lariboisière (service de M. le docteur Siredey). Cette femme, pluripare, d'une très-forte constitution, n'a jamais fait de ma-

(1) Mémoire sur l'angiolencite utérine puerpérale. Arch. de méd. 1845, vol. VIII, p. 135 et 141.

ladie ; ses treize couches antérieures (dont douze à terme) se sont très-bien passées et n'ont pas été suivies d'aucun accident grave.

A été réglée pour la première fois à l'âge de 13 ans et demi ; depuis lors, menstruation régulière durant quatre ou cinq jours, ne s'accompagnant ni de caillots, ni de coliques.—Les dernières menstrues sont venues le 2 mars, cette année.

Les premiers six mois de la grossesse se sont passés sans aucun accident ; il y a trois mois environ, cette femme, pendant le sommeil, eut la première hémorrhagie, peu abondante d'ailleurs, et qui fut arrêtée facilement par le repos au lit et quelques boissons anodines ; l'hémorrhagie se répéta trois ou quatre fois dans cet intervalle de temps et toujours sans cause appréciable. Trois jours avant son entrée, dans les mêmes conditions, elle est prise de quelques légères douleurs et en même temps d'une nouvelle hémorrhagie tellement abondante, qu'on jugea nécessaire l'intervention d'une sage-femme ; celle-ci pratiqua le tamponnement, mais d'une façon incomplète; l'hémorrhagie continua petit à petit jusqu'au moment de son arrivée à l'hôpital.

A son entrée, le 2 décembre, vers six heures du soir, je la trouve presque exsangue, les muqueuses tout à fait décolorées, un pouls petit, filiforme. De temps à autre, des contractions utérines. Malgré l'arrêt presque complet de l'hémorrhagie, je retire les pièces du tampon, et je constate, avec mon collègue de garde, une insertion vicieuse du placenta en avant et un peu à gauche. Le col est dilaté comme une pièce de deux francs tout au plus ; nous pratiquons de nouveau le tamponnement. Les bruits du cœur du fœtus s'entendent nettement à gauche ; par la palpation, on sent les extrémités inférieures en haut et à droite de la ligne médiane. — Les douleurs continuent. — Vers huit heures et demie, légère perte ; mon collègue retire le tampon et il trouve le col dilatable et un peu plus ouvert qu'au premier examen. Il tamponne de nouveau. On entend encore les bruits du cœur du fœtus. Vers onze heures, hémorrhagie très-abondante, la femme est presque en syncope; la version est faite sur-le-champ, en décollant légèrement le placenta; l'enfant mort pèse 1,570 grammes; deux ou trois minutes après on recueille le délivre. Immédiatement on lui fait prendre un gramme de seigle ergoté.

Point de frisson après l'accouchement.

La nuit se passe bien, point d'hémorrhagie; de temps en temps, les contractions utérines réveillent la malade.

Le 3, à la visite du matin, la malade se trouve bien; l'utérus, dur, globuleux, indolent, est couché à droite, et touche presque l'ombilic par son bord supérieur. Point d'hémorrhagie. La miction se fait bien. Traitement, 0,10 d'extrait thébaïque.

Dans la soirée, elle est prise, sans cause appréciable, d'un *frisson* violent avec claquement de dents qui dure un quart d'heure environ, et qui est suivi de sueurs profuses. La nuit est bonne.

Le 4, on la trouve dans un état satisfaisant; la malade, quoique faible et très-anémiée, n'accuse la moindre douleur; l'utérus revient bien sur lui-même; il est à trois travers de doigt au-dessous de l'ombilic; le ventre, non météorisé, souple et indolent. — Les lochies sanglantes et sans odeur; on trouve sur le linge quelques caillots que la malade a expulsés pendant la nuit.

Sulfate de quinine, 1,50. Alcoolature d'aconit, 4 grammes.

Immédiatement après la visite et dans la soirée, la malade est prise de *frissons* aussi violents que le précédent; le dernier seul fut suivi de sueurs.

Le 5, à 8 heures du matin, *frisson* qui dure un quart d'heure, non suivi de sueurs; à la visite, on la trouve en proie à une fièvre très-vive, la peau et la langue sèches, céphalalgie, anorexie, soif. Le ventre, non météorisé, est souple et indolent; l'utérus se trouve à trois travers de doigt au-dessus du pubis; par la pression, on développe de la douleur au milieu de l'arcade de Falloppe gauche. Les lochies sont un peu fétides. Par le toucher vaginal, on trouve le col sans trace de déchirure récente et légèrement entr'ouvert. Les mamelles sont flasques, laissent échapper du colostrum. Constipation. *Ut supra*, en plus, lavement purgatif.

Dans la soirée, vers huit heures, nouveau *frisson* semblable à celui du matin.

Le 6, deux *petits frissons* dans la nuit; quelques vomissements aqueux; pas de selle malgré le lavement; même état général qu'hier; quatre injections intra-utérines (deux le matin et deux le soir) au permanganate de potasse ramènent quelques débris.

Le soir, *frisson* avec claquement de dents; le stade de froid a été suivi des stades de chaleur et de sueurs.

Le 7, le facies légèrement ictérique. Ventre souple et indolent; la malade accuse des douleurs dans les mollets. Vers huit heures du soir, *frisson* violent suivi de sueurs. Constipation. On continue les injections intra-utérines.

Le 8, *deux frissons*, un vers midi et l'autre à neuf heures du soir, tous les deux violents et suivis de sueurs. Même état général. Pas de selles; lavement purgatif. On continue le même traitement.

Le 9, point de frisson. La malade a eu une selle de matières dures.

Le 10, *frisson* violent non suivi de sueurs; la malade accuse de nouveau des douleurs dans les mollets et dans les genoux; pourtant on ne trouve ni phlébite ni arthrite; les articulations ne sont point tuméfiées, les téguments normaux, les mouvements sont libres et indolents; la respiration est embarrassée et fréquente (50 respirations par minute); elle ne tousse pas; aucun point de côté; à l'auscultation, on trouve le murmure vésiculaire avec son amplitude normale; de temps à autre, quelques râles humides dus au décubitus dorsal. — Le facies ictérique. — L'utérus, presque complétement revenu sur lui-même, déborde à peine le pubis. Lochies non fétides. On continue les injections vaginales seulement.

Le 11, même état, deux *frissons* sans sueurs.

Le 12, *frisson* violent suivi de sueurs après la visite. Même état général. Constipation. *Ut supra*, en plus deux verres d'eau de Sedlitz.

Le soir, *frisson* non suivi de sueurs.

Le 13, dans la nuit, la malade a eu plusieurs selles diarrhéiques. *Frisson* suivi de sueurs pendant la visite du matin. — Même état général.

Le 14, la diarrhée persiste ; la malade est très-oppressée. Cependant, ni l'état des poumons, ni celui du cœur n'explique cette dyspnée ; le murmure vésiculaire est normal de même que le rhythme cardiaque ; à la base et au premier temps, on entend un bruit de souffle doux et assez intense. Sur la région sacrée, on remarque deux plaques ecchymotiques larges comme une pièce de cinq francs en argent. Le facies, toujours ictérique, semble présenter une légère contracture des muscles de la moitié droite. *Frisson* non suivi de sueurs dans la journée. — Délire la nuit.

Le 15, le délire continue; même état qu'hier. Quatre grammes d'hydrate de chloral le soir.

Le 16, la malade, quoique sans délire bien manifeste, a été très-agitée la nuit; — rêvasseries. Pas de nouveau frisson. Le matin, à la visite, elle est très-agitée, ses paroles sont incohérentes. On continue le chloral.

Le 17, la malade a été calme une partie de la nuit ; à partir de quatre heures du matin, le délire a recommencé et continue encore pendant la visite. La diarrhée revient dans la journée, et, vers sept heures du soir, la malade succombe dans le collapsus sans avoir présenté de nouveaux frissons.

Autopsie le 19, à huit heures du matin.

Les anses intestinales, à peine distendues, sont libres et sans adhérences. — Aucune trace de péritonite, pas de fausses membranes, pas de liquide péritonéal.

L'utérus, bien revenu sur lui-même, mesure 8 centimètres d'une corne à l'autre, et à peu près autant du bord supérieur au col; on n'aperçoit sur sa surface aucune trace de phlegmasie.

Le col, non déchiré, granuleux, rougeâtre, entr'ouvert, laisse pénétrer la première phalange du doigt. Incisé, on remarque tout d'abord les traces de l'insertion placentaire en avant et un peu à gauche; sa lèvre postérieure loge un foyer purulent gros comme un œuf de pigeon, rempli d'une sanie couleur café au lait; les veines qui y aboutissent sont enflammées; dans une de celles-ci, on trouve un caillot gros comme une plume, long de 5 centimètres environ, légèrement adhérent à la tunique interne du vaisseau. Plusieurs veines utéro-ovariennes, et surtout celles de la base du ligament large gauche, contiennent des caillots et un pus rougeâtre; leurs tuniques internes offrent un aspect rugueux.

La surface interne de l'utérus, d'un gris sale, offre un enduit pultacé, légèrement adhérent.

Les sinus utérins, au niveau des deux angles supérieurs, contiennent du pus rougeâtre et des caillots.

Vers la superficie, on ne trouve nulle part du pus, comme on observe dans la lymphangite.

Quelques-uns des ganglions lombaires sont légèrement hypertrophiés, rougeâtres, mais sans trace de pus.

Rien d'anormal à signaler dans les annexes.

Les deux poumons, d'une coloration rouge foncé, contiennent plusieurs infarctus et abcès; ceux-ci, la plupart superficiels, disséminés dans toutes les parties de l'organe, mais toutefois plus nombreux à la base et en arrière, offrant les dimensions d'un petit pois.

La rate ramollie, sans infarctus ni foyers purulents.

Les reins simplement décolorés.

Le foie, de même que le cœur, ont subi la dégénérescence graisseuse; les cavités cardiaques, sans caillots, sont souillées d'un sang liquide et noirâtre.

Le cerveau n'a pas été examiné.

OBSERVATION XXI. — Phlébite et lymphangite utérine. — Infection purulente. — Frissons multiples. — Mort. (Personnelle.)

Céline Delacour, ancienne infirmière, âgée de 36 ans, entre à l'hôpital Lariboisière, salle Sainte-Anne, le 13 juin 1875, et y accouche deux heures après son arrivée d'une fille bien portante, pesant 2,820 grammes.

Réglée à 17 ans, toujours régulièrement et sans douleurs. — Dernières menstrues le 10 août 1874.

Une fausse couche de six mois il y a onze ans; point de grossesse depuis lors; celle-ci avait été difficile : la malade avait éprouvé des douleurs très-fortes dans les reins; métrorrhagies à six semaines et à quatre mois sans suites graves vomissements.

Bien constituée, délicate, sujette à des bronchites; elle a été soignée pour l'une d'elles dans le service il y a trois ans.

Les premières douleurs ont commencé le jour même de son entrée vers six heures du matin.

Avant l'expulsion, elle eut un frisson très-violent avec claquement de dents. Une légère hémorrhagie survenue après, exigea l'intervention de mon collègue de garde (interne en chirurgie) pour la délivrer. Point de frisson après l'expulsion ni après la délivrance.

La nuit du dimanche 13 juin se passe bien. Le lendemain même état, mais dans la soirée elle est prise d'un *frisson intense* avec claquement de dents suivi de sueurs profuses.

Le 15, à la visite du matin, on la trouve bien, ne souffrant nulle part; la nuit a été sans agitation. L'utérus est à deux travers de doigt au-dessous de l'ombilic. Vers onze heures, elle est prise d'un second *frisson* aussi intense que le précédent et après lequel elle transpire à peine. Le soir, à la visite, nous la trouvons tremblante dans son lit; elle a été prise d'un troisième *frisson* suivi d'une réaction très-vive avec sueurs profuses.

Le 16, en l'examinant, on ne trouve rien autre chose que deux plaques gangréneuses sur la face interne des grandes lèvres; l'utérus, toujours indolent, revient difficilement sur lui-même, il est à 4 centimètres au-dessous de l'ombilic. Les seins sont encore mous, un peu de colostrum s'échappe à la pression. Pas de nausées, pas de vomissements; céphalalgie, langue un peu sèche. Les lochies sont sanglantes, sans odeur. Immédiatement après l'examen, elle est prise d'un *frisson* avec claquement de dents qui dure une demi-heure et est suivi de sueurs. Alcool. d'aconit, 4 grammes; sulfate de quinine, 1.50.

Le soir, à la visite, on la trouve sans fièvre, satisfaite de son état et très-gaie.

Le 17, douleur en ceinture, l'utérus est un peu sensible à la pression au niveau de sa corne droite. Les lochies sont un peu fétides, mais elles ne contiennent pas de débris. Après son déjeuner, cinquième *frisson* tout à fait semblable aux précédents.

L'eschare n'a pas fait de progrès, elle est très-limitée et tend à se détacher ; — diarrhée fétide.

Le 18, *frisson* à 6 heures du matin, herpès à la commissure labiale droite ; même état qu'hier, sauf un ballonnement plus considérable du ventre et des douleurs dans les mollets ; pas de traces de phlébite, pas d'œdème des membres inférieurs. Les articulations sont libres et indolentes. Dans la soirée au moment de la visite, *frisson* moins intense que les précédents et non suivi de sueurs.

Le 19, rémission complète ; a eu quelques vomissements glaireux non porracés pendant la nuit ; les douleurs dans les mollets ont disparu ; la corne droite de l'utérus est toujours douloureuse, même pendant le repos. Les lochies noirâtres sont moins fétides ; la sécrétion du lait est établie. Les seins sont un peu gros et engorgés. Diarrhée moindre.

Le 20, teinte sub-ictérique des conjonctives et de la face. Respiration embarrassée (44). Souffle systolique à la base. Bien du côté des poumons ; l'eschare des lèvres est tombée et la plaie a bon aspect. Les seins contiennent très-peu de lait, sont mous. Vers 2 heures P. M., *frisson* durant une demi-heure environ et suivi d'une réaction très-vive.

Le soir, apyrexie.

Le 21, même état. Le soir, diarrhée beaucoup plus intense et fétide. La malade est agitée, dyspnée très-accusée, sensation de poids sur la poitrine. A l'auscultation, aucun bruit morbide ni dans le poumon, ni dans le cœur; quelques nausées sans vomissements.

Le 22, nuit très-agitée. Le matin, céphalalgie, langue sèche, coriace; même état général que la veille au soir. L'utérus est à 4 travers de doigt au-dessous de l'ombilic, il est douloureux à la pression vers sa corne gauche. Les lochies sont sans odeur; les injections intra-utérines ne ramènent aucun débris et n'offrent pas d'odeur fétide. Le ventre est ballonné, les seins sont flasques, sans lait. Oppression. Aussitôt après la visite, *frisson* avec claquement de dents. Réaction vive, mais presque sans sueur.

Le 23, le météorisme est très-prononcé, mais ne dépasse pas l'ombilic; diarrhée presque incoercible; même état.

Le 24, délire calme pendant la nuit; quelques horripilations sans réaction bien forte. A onze heures, hoquet sans vomissements ni nausées; le ventre est indolent à la pression; les jointures sont libres; pas de traces de phlébite dans les membres.

25, 26 et 27, même état, pas de frisson.

Le 28, délire pendant la nuit; l'utérus dépasse très-peu le pubis et est indolent. L'état grave se prononce de plus en plus; le facies présente une teinte ictérique manifeste; les traits sont décomposés. Pendant la visite, elle est prise d'un *frisson* violent avec claquement de dents et suivi de sueurs abondantes. L'état grave continue et la malade succombe dans la nuit.

Autopsie 36 heures après la mort. — Aucune trace de péritonite, pas de fausses membranes, pas de liquide péritonéal, les anses intestinales, légèrement distendues par les gaz, sont libres d'adhérences et ne présentent à leur surface ni traces de pseudo-membranes ni la moindre arborisation.

La surface externe de l'utérus est lisse, sans trace de phlegmasie; il est presque complétement revenu sur lui-même et mesure 10 centimètres d'une corne à l'autre; en l'examinant avec attention, il est facile de voir que dans plusieurs endroits sa surface offre des dilatations lymphatiques remplies d'un pus blanc, crémeux. Les vaisseaux lymphatiques sont eux-mêmes pour ainsi dire variqueux à la surface et présentent du pus de même caractère. Des incisions pratiquées sur les angles et les bords latéraux montrent, surtout à droite, plusieurs lymphatiques pleins de pus. Dans le cul-de-sac utéro-vésical, on trouve un foyer rempli d'un pus blanc crémeux non sanguinolent qui se prolonge du côté du vagin.

Les veines utéro-ovariennes, droites surtout, contienent des caillots mêlés à du pus rougeâtre que l'on retrouve dans les vaisseaux profonds et les sinus utérins qui avoisinent les angles supérieurs et l'insertion placentaire; les parois des vaisseaux sont rouges, tomenteuses et rugueuses. La surface interne de l'utérus est lisse et sans aucun détritus.

Le col, déchiré à gauche, loge dans sa lèvre postérieure un foyer purulent gros comme une noisette et rempli d'un pus rougeâtre.

Les ovaires et les trompes n'offrent aucune altération.

Les ganglions lombaires et pelviens sont gros et rouges, mais sans traces de pus.

Le foie est très-diffluent, toute sa moitié supérieure est occupée par une poche remplie de détritus comme de la chair mâchée. Sur sa face inférieure on remarque plusieurs infarctus. La rate, augmentée de volume est en bouillie. — Les reins sont congestionnés, mais sans infarctus. Les plèvres ne contiennent pas de liquide, mais les poumons sont congestionnés surtout au niveau de leur bord postérieur, et ils contiennent par-ci par-là de nombreux petits abcès.

Rien dans le péricarde ; cœur flasque avec ses cavités remplie d'un sang liquide, couleur sépia. Les bords des valvules forment un bourrelet d'un rouge très-prononcé, sans que l'endocarde soit dépoli.

Rien dans les articulations et les *veines des membres* inférieurs.

Cette observation pourrait être considérée comme type de la phlébite utérine; les frissons répétés (onze en tout) presque toujours avec la même violence, et l'élévation de température qui les accompagnait indiquaient une extension de la phlébite aux veines utéro ovariennes et aux lymphatiques. La lymphangite concomitante se développa, d'après toutes les probabilités, dans les derniers jours : son peu d'étendue, l'absence de péritonite, les douleurs tardives de l'utérus suffisent pour faire admettre cette hypothèse.

Les lésions constatées sur le cadavre montrent non-seulement des altérations du côté de l'utérus, mais quelque chose de plus. Dans les poumons, dans le foie et dans la rate, nous avons pu constater les lésions propres à l'infection purulente. En effet, cet état morbide est de règle dans la phlébite utérine, lorsque sa marche est longue et que ses caractères sont graves.

A côté de mes observations, je pourrais placer celles de mon maître, relatées dans les Archives de gynécologie. Dans toutes, les frissons ont été multiples. (Observation I, 10 frissons en 18 jours. — Observation II, 10 frissons en 15 jours. — Observation III, 14 frissons en 17 jours).

DU FRISSON DANS LA SEPTICÉMIE PUERPÉRALE

La septicémie admise dans la fièvre puerpérale, par Hervez de Chégoin, Dumontpallier et H.-R. d'Espine, peut être produite soit par cet état appelé par Boër *putres-*

cence de l'utérus, par Luroth (Th. de Strasbourg, 1827), *ramollissement gangréneux*, et par Danyau et Béhier, *métrite gangréneuse;* soit enfin par la résorption, toujours grâce aux lymphatiques et aux veines, des substances putréfiées et décomposées sous l'influence de l'air.

Ces conditions morbides se manifestent souvent par des frissons en même temps que par d'autres phénomènes pathologiques.

Faute d'observation de *putrescencia uteri*, je me reporterai à l'article déjà cité de M. Siredey. « Cette maladie, dit-il, débute par un frisson qui ne se reproduit pas. Le ventre est douloureux au niveau de l'utérus; plus tard les douleurs s'étendent et le ventre se météorise s'il survient de la péritonite. » Et un peu plus loin : « Nous nous bornons, pour le moment, à indiquer les principaux caractères de cette affection en insistant particulièrement sur l'*unicité du frisson* apparaissant de *très-bonne heure*, quelquefois même le premier ou le second jour après l'accouchement, le peu de réaction inflammatoire, l'état typhoïde, la fétidité de la diarrhée et des lochies, enfin la mort rapide. »

Ces lignes que je cite suffisent pour faire penser à un ramollissement gangreneux lorsque le frisson débute de bonne heure et s'accompagne d'autres symptômes de gangrène. Comme je ne puis apporter aucune observation personnelle à l'appui de ces vues, je n'y insiste pas plus longuement.

Je tiens à revenir sur ma première observation, qui est un exemple concluant de septicémie. Il s'agit d'une femme amenée à la salle d'accouchements avec une hémorrhagie très-abondante, et chez laquelle Chesnel, mon collègue de garde et moi nous pûmes constater une insertion du placenta sur le col (centre pour centre); le cas était tellement pressant, que mon collègue traverse le placenta et pratique la version séance tenante. Il enlève ensuite ce qu'il peut du délivre. Il était certainement resté des fragments dans la cavité utérine. L'état de la femme après les couches confirma pleinement mon diagnostic. Les frissons multiples (7), la fétidité des lochies, l'hyperthermie, tout enfin faisait supposer l'existence d'un état pathologique qui ne pouvait être autre chose que la septicémie consécutive à la décomposition et à l'absorption des substances organiques contenues dans la cavité utérine.

Dans ce cas, l'inertie utérine, condition signalée par d'Espine, a pu exercer son influence nocive.

OBSERVATION XXII. — Décomposition probable des caillots. — Insertion vicieuse du placenta; version. — Frisson unique 24 heures après l'accouchement. — Guérison. (Personnelle.)

Le 20 novembre 1875, on amène à la salle d'accouchements la nommée Keff, Barbe, âgée de 42 ans, journalière. Cette femme, enceinte pour la onzième fois, a toujours été accouchée à terme sans aucun accident ni pendant la grossesse ni après les couches. Cette fois-ci, cinq semaines avant son entrée, et sans qu'elle se fût fatiguée, elle fut prise d'une hémorrhagie qui se répéta plusieurs fois depuis lors. Depuis trois jours surtout, les pertes sont devenues de plus en plus fréquentes, et le jour même de son entrée, l'hémorrhagie a été tellement abondante qu'on dut appeler un médecin qui pratiqua le tamponnement. A son entrée mon collègue de garde Schwartz, constatant une insertion du placenta sur le col, compléta le tamponnement insuffisant pour arrêter la perte du sang.

Cinq heures après son arrivée, le col étant suffisamment dilaté, mon excellent ami Schwartz eut l'obligeance de me laisser faire la version ; 5 ou 6 minutes après, tout était fini. J'eus la précaution de décoller le placenta de façon que le délivre pût être extrait en totalité.

Le lendemain 21 novembre, à la visite du matin, nous trouvons la malade dans un état très-satisfaisant : aucune douleur, l'utérus revient bien, il est déjà à 3 travers de doigt au-dessous de l'ombilic ; les lochies sont sanguinolentes et ont peut-être une odeur un peu plus forte que d'habitude. Nous trouvons sur le linge quelques caillots noirâtres ; la malade paraît avoir eu des coliques pendant la nuit. Le soir elle a de la fièvre, de la céphalalgie, le pouls est plein ; pendant la journée elle a eu des coliques, et l'infirmière nous affirme avoir trouvé des caillots sur son linge. Nous-mêmes nous en rencontrons plusieurs d'une odeur fétide et nauséabonde. L'utérus, indolent à la pression, occupe à peu près la même place que le matin. Miction facile. Trois quarts d'heure après, elle est prise d'un *frisson* violent avec claquement de dents. Il dure une demi-heure et est suivi d'une réaction très-forte, mais sans sueurs.

22 le matin, rien d'anormal ; la nuit a été bonne, sans délire ; on ne trouve nulle part la moindre plaie extérieure. Les seins n'ont ni crevasses ni hymphangite ; les lochies sont fétides. Injections vaginales de permanganate de potasse. — Le soir, fièvre, céphalalgie, soif, langue sale, pas de frisson.

Le 23, les seins commencent à s'engorger dans la journée, les lochies, toujours fétides, sont beaucoup moins abondantes. Pas de nouveaux frissons ; l'utérus revient très-bien, il est à 4 travers de doigt au-dessous de l'ombilic, indolent à la pression ; on continue les injections vaginales.

La malade continue d'aller bien, et quitte l'hôpital le 30 sans la moindre douleur ; l'utérus est presque complétement revenu sur lui-même.

Cette observation me paraît assez concluante. Les conditions dans lesquelles l'accouchement s'est fait, les symptômes que la malade a présentés ensuite, comme les coliques, l'expulsion des caillots et la fétidité des lochies, indiquent la décomposition des caillots, et l'absorption probable de ces matières putrides par les vaisseaux sanguins ou lymphatiques, restés béants après l'accouchement.

Avant de poursuivre, je dois dire quelques mots sur la péritonite primitive, sans aucune autre lésion concomitante. Je crois que l'expression primitive est toujours impropre et que la péritonite n'arrive jamais qu'à la suite d'une autre phlegmasie, lymphangite ou phlébite utérine, à la suite d'affections d'un autre ordre, comme la métrite gangréneuse.

Les progrès accomplis en anatomie, grâce aux recherches histologiques modernes, ont fait voir la connexité qui existe entre l'origine des lymphatiques et les membranes séreuses; de sorte qu'il est facile de comprendre la subordination de la péritonite à une lymphangite déjà existante.

Si je ne m'arrête qu'un instant sur ce point, c'est qu'il existe entre les opinions de légères divergences. L'immense majorité des auteurs admettent une péritonite toujours secondaire. M. Béhier, entre autres, accepte entièrement cette idée. Dans sa 3e lettre sur la fièvre puerpérale (*Union médicale*, 1848, p. 147), l'éminent professeur cherche à démontrer que cette péritonite est une phlegmasie subordonnée aux lésions utérines, que c'est toujours au voisinage des annexes de l'utérus que les accidents péritonéaux sont le plus marqués, et que, par conséquent, la péritonite généralisée des femmes en couches est une péritonite par propagation.

Cette manière de voir n'est pas admise par tout le monde. M. Hervieux, dans son *Traité sur les maladies puerpérales* (édit. 1870), partisan de la péritonite primitive, cite, à l'appui de son opinion, deux observations irréfutables (1); le soin apporté à la nécropsie faite par des anatomo-patholo-

(1) Obs. I et II.

gistes d'une compétence indiscutable, tels que MM. Cornil et Ranvier, donne à ces observations une véritable valeur.

Les deux cas dans lesquels la péritonite fut généralisée sans qu'on ait pu découvrir ni lymphangite, ni phlébite utérines, ont présenté les particularités cliniques suivantes : Les symptômes sont apparus brusquement le lendemain de l'accouchement, ils ont consisté en frissons qui se sont répétés plusieurs fois durant la maladie. Cette fois encore, le frisson a commencé la série morbide.

J'ai maintenant exposé ce que j'avais à dire sur le frisson dans les diverses affections que l'on réunit parfois sous le nom de fièvre puerpérale.

Je me résume :

1° Au point de vue du pronostic, un frisson très-violent survenant dans les premières 24 ou 36 heures après l'accouchement, le plus souvent sans aucune cause appréciable, et qui s'accompagne de l'altération des traits, de la fréquence du pouls et d'une hyperthermie de 40° et plus, *hyperthermie qui persiste les jours suivants*, suivie ou non de sueurs ; ce frisson, dis-je, est très-grave et annonce presque toujours une terminaison fatale.

2° En ce qui concerne le diagnostic, la valeur du frisson, envisagé seul, est difficile à déterminer ; tantôt il indique une lymphangite, tantôt une phlébite avec sa terrible conséquence, la pyhémie ; tantôt enfin, une septicémie due à la décomposition de débris organiques intra-utérins. Avec les symptômes qui l'accompagnent, le frisson acquiert, dans tous ces cas, une grande valeur séméiotique ; je ne reviens pas sur ce que j'ai dit à ce propos.

Peu de jours après l'accouchement, le frisson peut encore signaler le début d'une maladie intercurrente qui ne rentre pas dans le groupe d'affections dites puerpérales [lymphangites des seins, crevasses, pleurésie, pneumonie, etc. — Voir les tracés : 16, 17, 27, 29, 30, 34, 35]. (1).

Je laisse de côté ces prétendues fièvres éphémères gastro-entériques, étudiées par Burns, Flectwood-Churchill et Fergusson. Tous ces cliniciens ont dit qu'elles débutaient souvent par des frissons peu intenses, suivis de sueurs prolongées survenant entre le troisième et le onzième jour. La nature de ces fièvres me paraît douteuse.

Je n'insisterai pas non plus sur les éruptions signalées depuis longtemps chez les femmes en couches. Je ne veux pas discuter leur nature pour savoir si ces éruptions, telles que la roséole ou miliaire sudorale, et la scarlatinoïde puerpérale constituent des entités morbides comme le veulent MM. Guéniot (*Éruptions chez les Femmes en couches*, thèse de Paris, 1862) et Helm (*les Maladies puerpérales*, Paris, 1840), ou si l'opinion du professeur Retzius, qui les fait dépendre de l'état puerpéral et leur donne le nom de *porphyra* (*Hygiea* Bd XXIII, p. 187), serait conforme à la vérité. Le frisson précède cette fausse scarlatine et débute le troisième ou le quatrième jour après l'accouchement ; son intensité est variable ; ce phénomène morbide est noté dans toutes les observations de scarlatinoïde que donne M. Guéniot, mais il faut remarquer pourtant que ce frisson pourrait être rattaché à toute autre chose qu'à l'éruption elle-même.

La roséole ou miliaire simple est souvent apyrétique ; elle n'est jamais accompagnée de frisson, même alors qu'elle excite momentanément un léger mouvement fébrile.

(1) Trois jours avant de quitter le service de Lariboisière, j'ai eu l'occasion de voir une femme, le sixième jour après son accouchement, prise d'un frisson violent avec claquement de dents, à la suite d'une *angine pultacée*.

DU FRISSON DANS LA FIÈVRE DE LAIT

La fièvre de lait a été admise sans conteste depuis Hippocrate jusqu'à nos jours.

Hippocrate l'explique par une théorie mécanique en lui donnant pour cause l'afflux du sang aux mamelles. Cette explication est répétée, avec de légères variantes, par Dionis, Deleurye et Lamotte. Astruc lui donne une singulière origine; d'après lui, le lait formé d'avance dans le sang se porte au placenta pendant la grossesse pour nourrir le fœtus; il se trouve tout à coup emprisonné dans le corps, après l'accouchement, lorsque les mailles de la matrice sont resserrées; il cherche une issue et se porte vers les mamelles : c'est la cause d'une fièvre passagère qui survient le second ou le troisième jour après l'accouchement. » Malgré cette explication fantaisiste, il est facile de voir que l'auteur a bien observé la fièvre de lait, mais il ne persiste pas longtemps dans ses idées et finit en la confondant avec des accidents puerpéraux. « Le lait, ajoute-t-il, en croupissant dans le sang s'y aigrit; il devient par là propre à l'épaissir, et donne lieu à un *frisson* plus ou moins fort et presque toujours marqué par la concentration du pouls, la pâleur du visage et des ongles, la crispation convulsive, le claquement de dents. Ce frisson dure quelquefois deux heures avec la même violence; d'autres fois il disparaît presque au même instant, mais il est toujours suivi d'un accès de fièvre plus ou moins intense qui, après avoir duré de quinze à vingt heures se termine enfin par des sueurs abondantes, à moins que le concours de quelques causes passagères ne change cette fièvre éphémère et secondaire en une fièvre continue. »

Cazeaux et Velpeau, de nos jours, ont adopté, pour l'explication de cette fièvre, les idées de Pouteau, Monteggia, Soerg, etc., qui admettaient une distension des mamelles par le sang et non pas par le lait.

Sauvage fait une théorie humorale en admettant comme cause de cette fièvre la rentrée dans la circulation du lait sécrété en trop grande abondance. Puzos, en 1636, a consacré un mémoire à la défense de cette théorie. Plusieurs célébrités attachèrent leur nom à cette théorie : Willis, Deleurye, Gastellière, Capuron, Doublet, Doulcet, Désormeaux, Gardien, etc.

Van Swieten (1700-1772) croit que la fièvre de lait n'est qu'une fièvre de suppuration ayant son point de départ dans l'utérus. Juncker, vers 1735, a écrit dans le même sens. Enfin, cette opinion a été rajeunie dans ces derniers temps par Raciborski et surtout Cruveilhier, qui considérait la fièvre de lait comme le résultat d'une phlébite adhésive, de sorte que ce ne serait qu'une fièvre puerpérale atténuée. « La fièvre de lait, dit Nathalis Guillot, est à la fièvre puerpérale ce que l'embarras gastrique est à la fièvre typhoïde. »

D'autres, comme Levret, attribuent ces phénomènes fébriles à l'application prématurée de l'enfant au sein et aux gerçures du mamelon; Moreau et Chailly-Honoré les signalent à peine, et encore seulement chez les femmes qui ne nourrissent pas.

En 1820, Carus donnait comme cause de la fièvre de lait de petits refroidissements, des fautes de régime, des émotions, l'inflammation du mamelon et des mamelles, ainsi que des organes génitaux. Bref, des causes variables et multiples.

M. le professeur Béhier la regarde comme un symptôme ordinaire et la signale dans une observation type de suites de couches régulières. MM. Blot et Charpentier (1) partagent les mêmes opinions. D'un autre côté, MM. Depaul et Stoltz la rejettent d'une façon absolue.

Récemment M. Just Lucas-Championnière la rattachait à une lymphangite (Th. 1870, p. 43), et M. d'Espine à une septicémie légère, alors que les plaies du col et de la vulve ne sont pas en bonne voie de cicatrisation, et par conséquent dans les meilleures conditions pour absorber les lochies (Th. 1872).

M. Chantreuil, dans un mémoire présenté à l'Académie (2), l'admet, mais très-rarement et d'une façon exceptionnelle.

En Allemagne, on trouve les mêmes divergences; Winckel admet tantôt les crevasses du sein, les inflammations du mamelon et les mammites, les plaies du col et de la vulve (*Monatschr für. Geburtskunde*, 1862, p. 409), tantôt une septicémie légère (même recueil, 1863, p. 331); Grünewaldt confirme les recherches de Winckel, mais en donne une autre explication, et la compare à la fièvre traumatique des blessés (*Ueber Eigenwârme gesunder und Kranker Wöchnerinen*, 1863, *Peterb. med. Zeitschrift*, *v. p.* 1; *Die Pathologie und Therapie des Wochenbetts*, Berlin, 1869). D'autres, comme Hecker (*Charité's Annalen*, v. 1855, p. 333). Schroder de Bonn (*Monatschr für Geburtskunde XXVII*, 1866, p. 108), et Schramm. de Wurzbourg (*Zur Milsieberfragé In Scanzoni's Beitragen*, v. B D. I, p. 132), l'admettent dans certaines circonstances.

Mes observations personnelles m'obligent de l'admettre dans certains cas.

(1) Des accidents fébriles qui surviennent chez les nouvelles accouchées. Paris, Thèse inaug., 1863.

(2) Mémoire couronné (prix Capuron) 1873.

On n'a qu'à jeter un coup d'œil sur nos tracés thermiques pour qu'on puisse se rendre compte de cette fièvre de lait; dans presque tous les tracés, le troisième et le quatrième jour, il y a une hyperthermie et une accélération du pouls; je ne m'explique pas comment et pourquoi ces causes invoquées par ceux qui n'admettent pas la fièvre de lait viennent manifester leurs effets avec une régularité mathématique. Quelquefois même les frissons coïncident avec l'engorgement des seins sans aucune autre cause.

Je ne saurais mieux faire, en terminant ce qui concerne la fièvre de lait, que de rappeler ce passage de M. le professeur Pajot: « Existe-t-il une fièvre de lait? Les classiques répondent hardiment oui; mais, à cette assertion, une autre école, les romantiques, si je puis me servir de cette expression, opposent une dénégation formelle. La vérité se trouve à la fois entre ces deux opinions, quelque opposées qu'elles soient. Il est des milieux, en effet, où la fièvre de lait se présente presque toujours, il en est d'autres où elle ne se présente presque jamais (1). »

Cela dit, revenons à notre sujet.

Pour le frisson, comme pour la nature même de la fièvre de lait, les opinions ne sont pas d'accord. Ainsi Velpeau pensait, comme M. Depaul, que l'apparition de ce phénomène morbide doit être considérée comme le prélude d'accidents plus ou moins graves. Pour lui, la fièvre de lait est caractérisée par de la céphalalgie, de la chaleur et de l'accélération du pouls *sans frisson*.

Peu, Roderic et Mauriceau admettaient une relation entre le frisson et la sécrétion lactée.

M. Chantreuil (*loc. cit.*), dans les 50 observations qui lui

(1) Sur les affections puerpérales. Gaz. des Hôp., 1862.

sont personnelles, ne l'a jamais rencontré au moment de la montée du lait.

M. Blot cite deux cas, rapportés dans la thèse de M. Charpentier, où se trouve consigné un frisson initial d'une durée de 3 heures (?) et qui paraît symptomatique de la montée du lait (p. 295).

M. Béhier avance qu'un frisson d'une intensité variable annonce d'ordinaire la sécrétion du lait.

Ce frisson, habituellement sans prodromes, débute d'emblée, le plus souvent la nuit, quelquefois le matin au moment du réveil ; il dure 10 à 15 minutes environ dans la majorité des cas, très-rarement plus longtemps; les femmes n'éprouvent le plus souvent qu'un léger malaise avec quelques horripilations ; la réaction est modérée, la peau devient moite et les malades souffrent rarement de cette chaleur sèche et incommode qu'on rencontre dans les accidents puerpéraux. Si la température dépasse 39° dans le vagin (comme on peut le voir sur nos tracés) (1), elle ne persiste pas et, dès le lendemain, peut redevenir normale Ce fait a été observé par Mauriceau : « La fièvre de lait, dit-il, qui arrive aux femmes accouchées vers le 3e jour est très-ardente, mais elle est semblable à un feu de paille qui s'éteint aussitôt qu'il est allumé. » (Mauriceau, aph. 283).

Le pouls monte, 90 à 100 par minute, d'après M. Pajot, il ne s'élèverait jamais plus haut. Pourtant, M. Béhier rapporte le cas d'une de ses clientes qui eut 130 pulsations au moment de la fièvre de lait, sans qu'il y eût pour cela d'autres complications.

Il est généralement unique, très-rarement un premier frissonnement est suivi d'une autre sensation de froid.—

(1) Voir 12, 14, 18, 19, 20, 21, 22, 23, 24, 26, 31 et 32.

Ce frisson survient le plus ordinairement le 3e jour après l'accouchement, quelquefois le 4e, très-rarement plus tard ou plus tôt. Dans mes observations le frisson s'est montré :

Le 2e jour après l'accouchement	......	2 fois	1 primipare. 1 pluripare.
Le 3e —	—	7 fois	1 primipare. 6 pluripares.
Le 4e —	—	4 fois	(pluripares).
Le 5e —	—	1 fois	(pluripare).

Le frisson souvent devance de quelques heures l'engorgement des seins; quelquefois, immédiatement après, la femme ressent une douleur pulsative dans les seins, la glande devient turgide, dure et tendue; les conduits galactophores donnent à la palpation la sensation de cordons durs, pelotonnés. — Ainsi donc, le diagnostic de ces frissons est facile, grâce à l'hyperthermie passagère.

Pour être fidèle à la définition que j'ai donnée de l'état puerpéral, il aurait fallu peut-être consacrer un chapitre à part à la métrite, à la métro-péritonite, au phlegmon des ligaments larges, à la phlegmasia alba dolens, affections qui peuvent survenir chez les femmes tant que l'écoulement lochial n'est pas complétement supprimé. Je ne l'ai pas fait pour plusieurs raisons; d'abord ces affections surviennent un peu tard, lorsque les femmes ont déjà quitté leur lit et ont repris leur vie habituelle, et ensuite les observations que je possède sur ce sujet sont trop peu nombreuses et trop peu significatives pour que je puisse en tirer des conclusions.

Avant de finir je ne saurais trop attirer l'attention sur une affection bénigne qui débute très-souvent par un frisson violent et un cortége symptomatique qui inspirent des craintes au premier abord. Je veux parler de la lymphangite des seins. On n'a qu'à jeter un coup d'œil sur les tracés

16, 17, 34 et 35 pour se convaincre de l'exactitude des faits que j'avance. Dans ces cas, l'hyperthermie et l'accélération du pouls signalent en effet l'invasion de la maladie, mais dès le lendemain il y a une défervescence critique.

En voulant traiter de la valeur séméiologique du frisson dans l'état puerpéral, je ne pouvais guère étendre mon sujet à toutes les affections fébriles intercurrentes et à toutes les lésions traumatiques des organes génitaux externes (déchirures, eschares (1), etc.)

Pour terminer, je ne pourrais mieux faire que de réunir dans un même tableau les époques des premiers frissons et leur valeur pronostique :

Epoque de l'apparition du frisson initial sur 44 cas.

Les premiers 24 heures après l'accouchement	4	2 mortes (Céline Delacourt et Cl. Girard. 2 septicémies (Keff, Barbe, et Schmidt).
Le second jour	9	3 mortes (Bonnaire, Guillerault et Amb. Caliste).
Le troisième jour	13	
Le quatrième jour	12	
Le cinquième jour	5	
Le sixième jour	1	
Total	44	

Ainsi qu'on le voit, mes conclusions sur la valeur pronostique du frisson sont catégoriques; au contraire, celles du diagnostic sont peu tranchées, et, bien que j'aie fait tout mon possible pour arriver à des conclusions précises, je me suis efforcé en même temps de me tenir éloigné de cet exclusivisme qui est moins à sa place dans les sciences d'observations que partout ailleurs. — Nous sommes bien loin aujour-

(1) Voir le tracé 28.

d'huide la hardiesse de Galien, qui refusait jusqu'au nom de médecin à celui qui ne pourrait reconnaître, d'après le frisson seul, si une fièvre intermittente serait tierce ou quarte (1).

La saine observation clinique et le bon sens critique qui caractérisent les observateurs français modernes ont fait justice de la prétendue valeur pathognomonique d'une foule de symptômes isolés. En médecine comme partout, un seul témoignage est un témoignage sans valeur, et un observateur judicieux et ami de la vérité doit sinon le récuser toujours, au moins ne jamais l'accepter que sous toutes réserves.

Avec le temps, les vérités absolues vieillissent et nous marchons vers une époque où, en médecine surtout, la règle fondamentale de toute observation sérieuse sera cet axiome d'une école philosophique moderne : Il n'y a qu'une vérité absolue, c'est que tout est relatif.

(1) Des Crises, liv. II, chap. IV.

Paris. — Imp. PILLET fils aîné, rue des Grands-Augustins, 5

Fig. 1.

Sylvie Frémond. 29 ans. Primipare.

Lymphangite utérine.

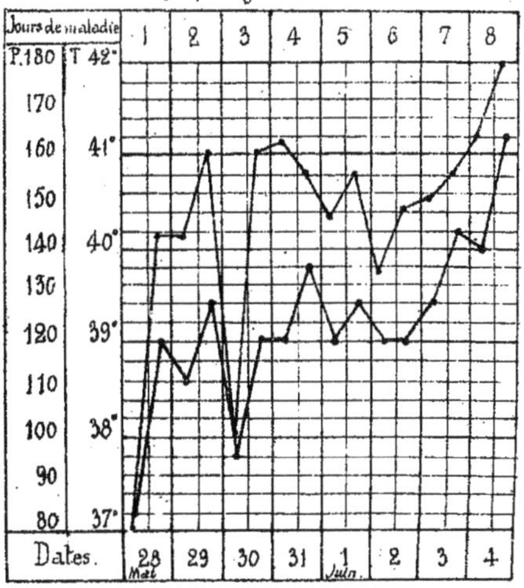

Fig. 2.

Izembard Irma. 21 ans. Primipare.

Lymphangite utérine

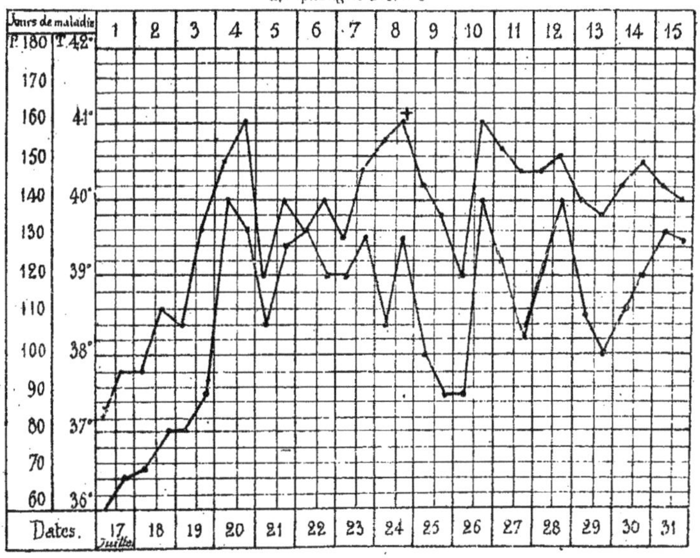

+ *Herpès*

——— *Température vaginale. Th. Centigrade.*

——— *Pouls.*

Fig. 3.

Schmidt. 38 ans. Primipare. _ Septicémie puerpérale.

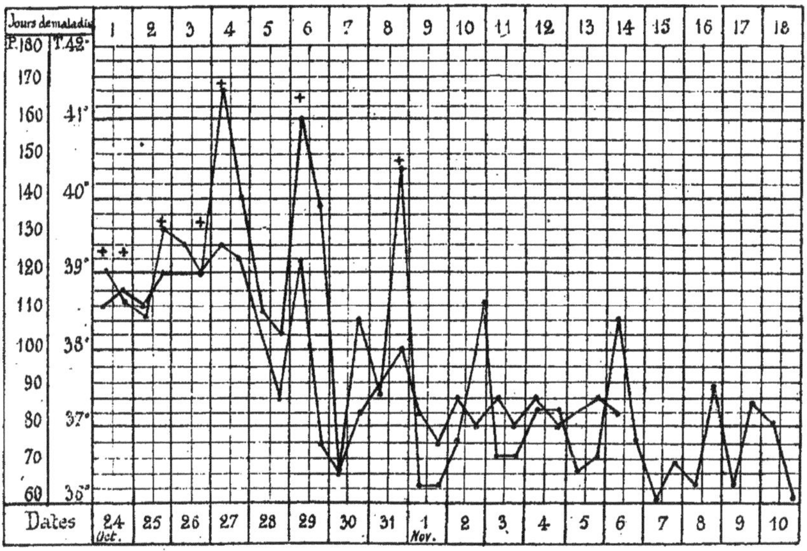

Frisson le 1er jour.

+ *Frissons.*

N.B. Tempér. axillaire.

Fig. 4.

Ambroise Caliste. 23 ans. Primipare.

Lymphangite utérine.

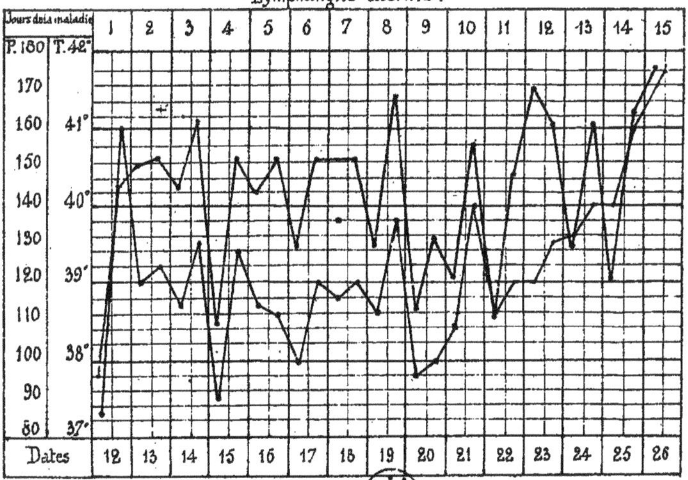

+ *Frisson dans la journée*

Fig. 5.

Guillerault Isabelle. 20 ans. Primipare.
Lymphangite utérine. Péritonite

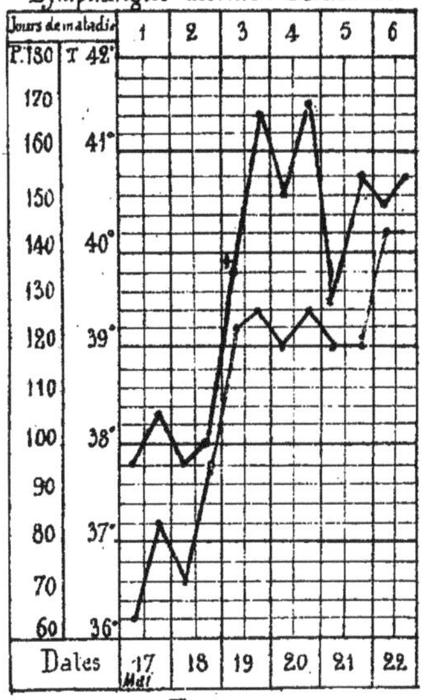

+ *Frisson.*

Fig. 6.

Chauffourier Caroline. 28 ans. Primipare.

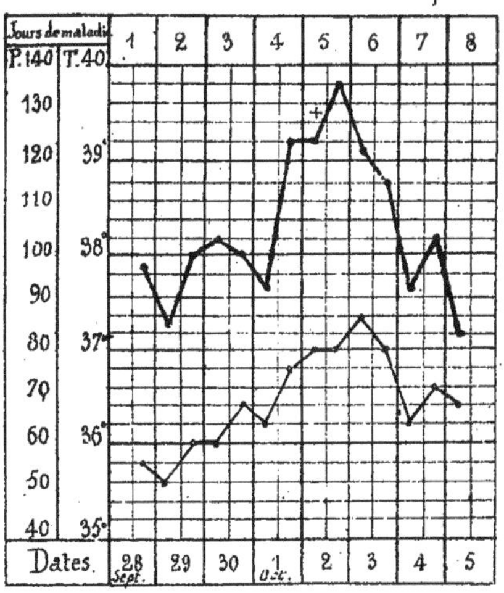

+ *Frisson à 9 h. Temp^re prise ½ h. avant.*

Accouchée au forceps – Déchirure du Col.
– Lymphangite bénigne. –

Fig. 7.

Caroline Mater. 19 ans. Primipare.

Déchirure du col. — Lymphangite bénigne.

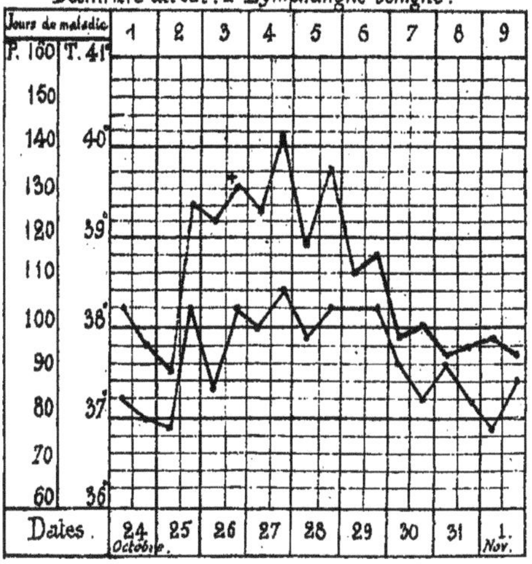

+ *Horripilation.*

Fig. 8.

Bonnaire Eugenie. 27 ans. Primipare.

Phlébite utérine. Péritonite.

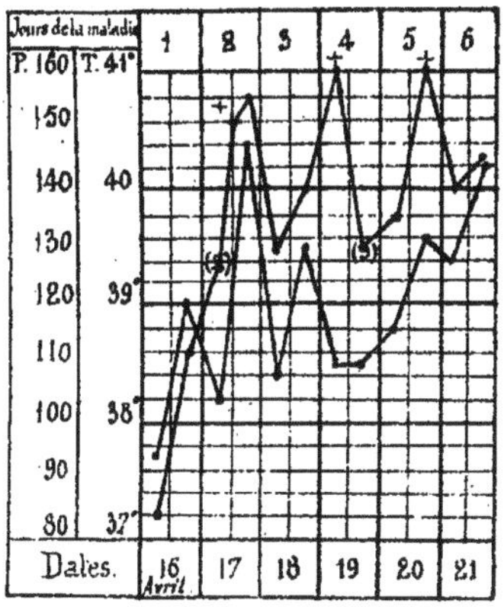

\+ *Temp. pendant le frisson*

2) *Tempér. prise 1 ½ h. avant le frisson.*

3) *Tempér. prise au moment de la réaction.*

Fig. 9.

Girard Clémentine. 42 ans. Pluripare.

Phlébite utérine. Infection purulente.

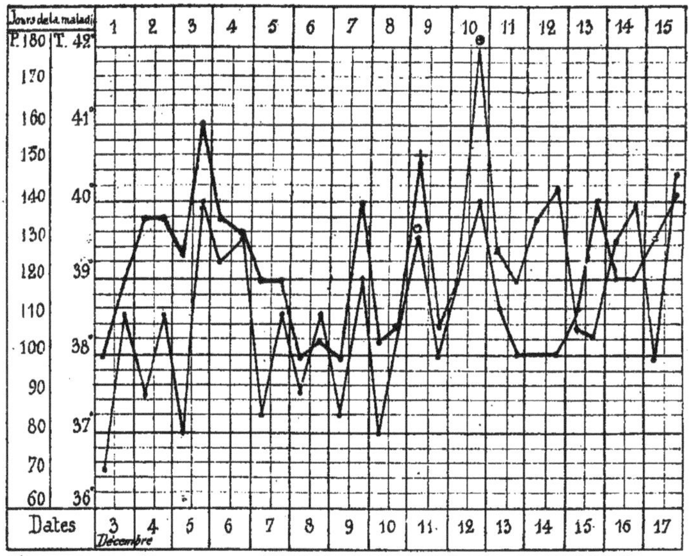

\+ *Pendant le frisson.*

o *Pouls, 1 heure avant le frisson.*

⊕ *Tempér. immédiatement après le frisson.*

Fig. 10.
Céline Delacour. _ Phlébite utérine.

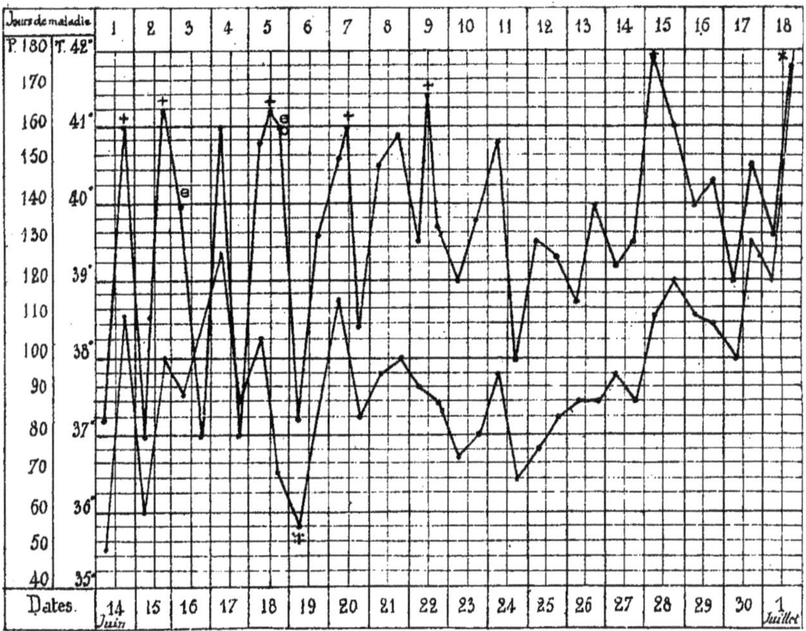

\+ Tempér. pendant le frisson.   ⊖ Tempér. ½ heure avant le frisson.   oe Tempér. ½ heure après le frisson.   ⁑ Alcoolature d'Aconit.
× Pouls à 180. Respir. 72.

Fig. 11.
Keff Barbe. 42 ans. Pluripare. Septicémie légère?

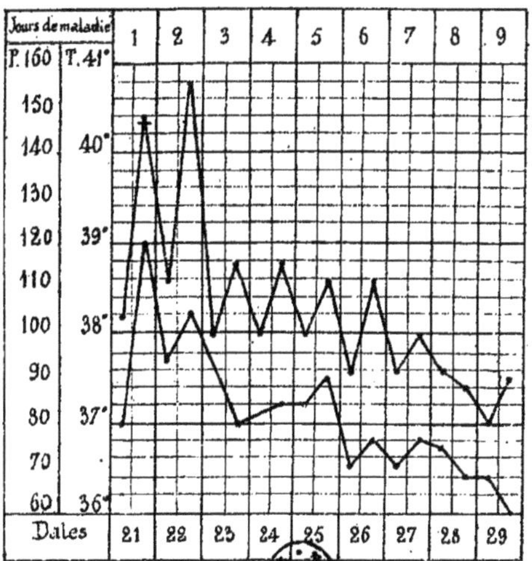

\+ ¾ d'heure avant le frisson.

Fig. 12.

Marie Nold. 26 ans. Pluripare.

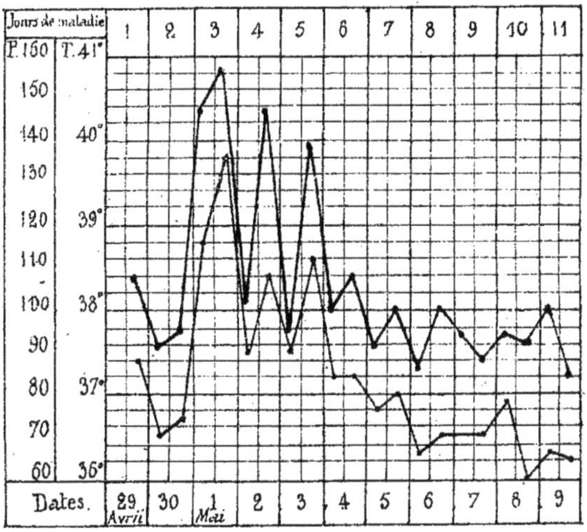

Frisson le second jour; tuméfaction des seins.

Fig. 13.

Dupré Catherine. 33 ans. Pluripare

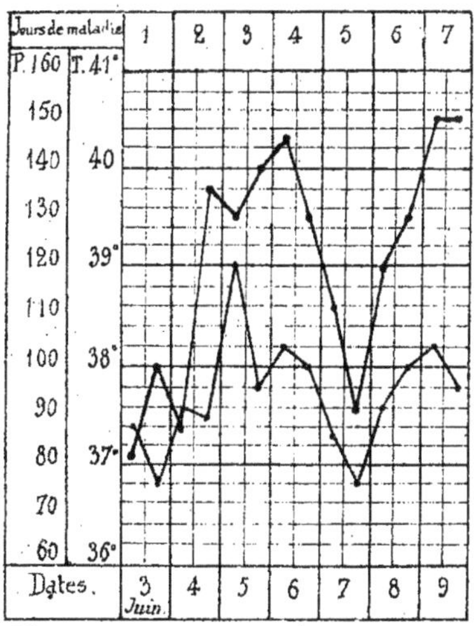

Horripilations le second jour. Col déchiré à gauche jusqu'au fond du vagin; phlegmon du ligament large du même côté.

Fig. 14.
Marie. 22 ans. Primipare.

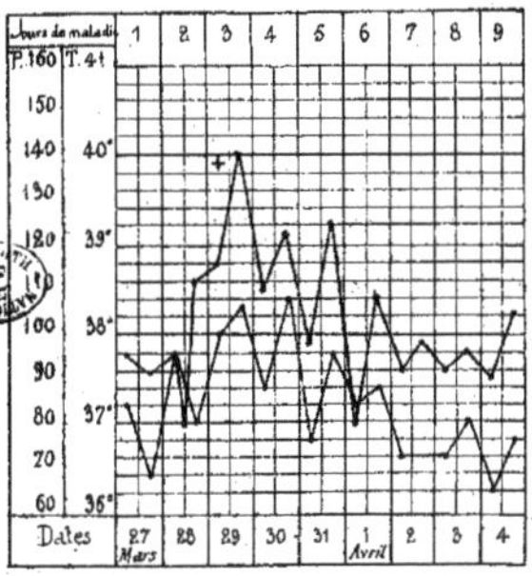

Frisson le second jour pendant la nuit.
+ Les seins se sont engorgés.

Fig. 15.
Grêverie Emilie. 25 ans. Primipare.

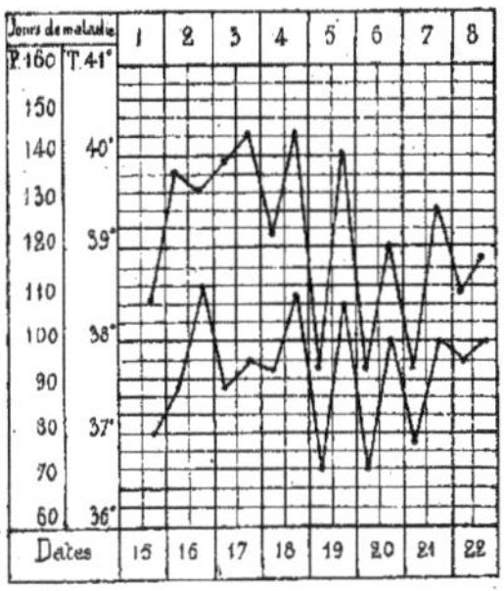

Frisson le second jour.
Légère douleur dans la fosse iliaque gauche

Fig. 16.
Dodu Mélina. 23 ans. Pluripare.

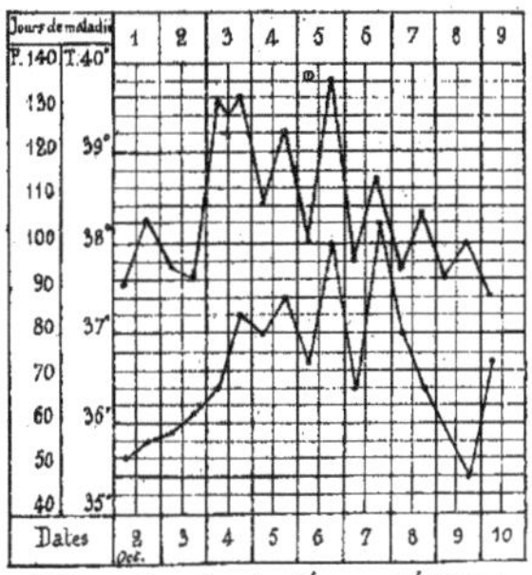

Frisson +Tempér. prise 1/2 avant le Frisson.
⊙ Frisson dans la nuit, lymphangite du sein gauche.

Fig. 17.

Heiliger Marie. 25 ans. Pluripare.

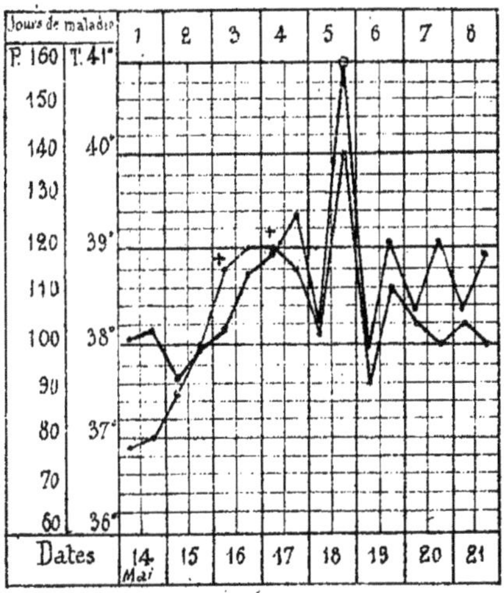

\+ *Frissons. Crevasses.*

o *Lymphangite du sein droit; horripilations.*

Fig. 18.

Lijour Corentine. 26 ans. Pluripare.

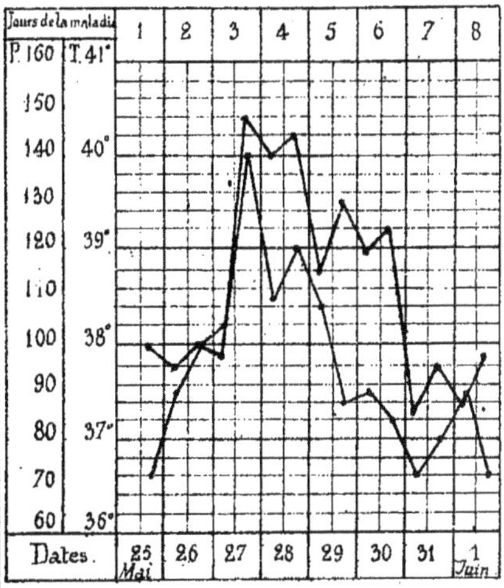

Frisson le 3ème jour; les seins commencent à grossir.

Fig. 19.

Pinot Augustine, 30 ans. Pluripare.

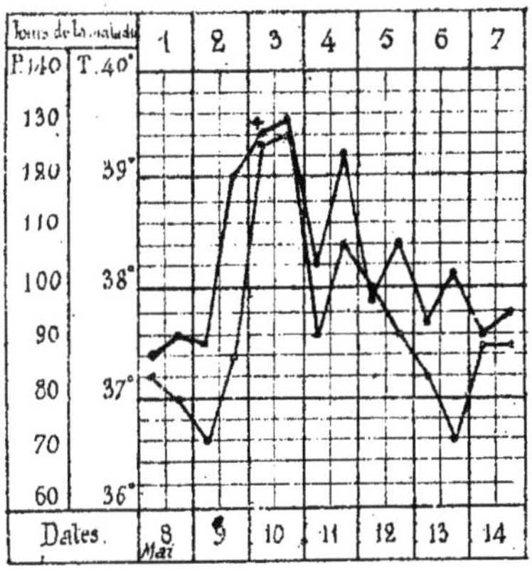

\+ *Frisson très-violent; les seins commencent à grossir.*

Fig. 20.

Lolivray Victoire. 37 ans. Pluripare.

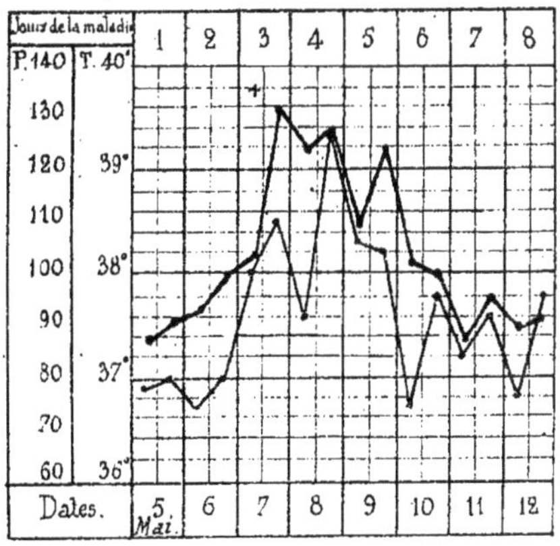

Frisson le 3ème jour, les seins commencent à se tuméfier.

Fig. 21.
Jobourt Marguerite. 32 ans. Pluripare.

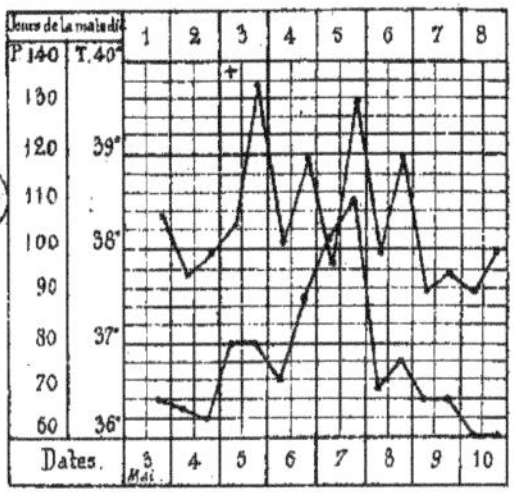

+ Frisson pendant la nuit; les seins sont tuméfiés

Fig. 22.
Krug Marie. 26 ans. Pluripare.

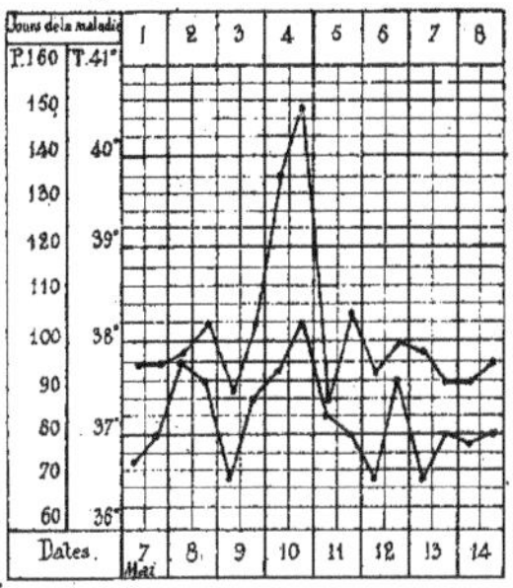

Frisson après la délivrance et le 3ème jour.
Les seins commencent à se tuméfier le 9.
Les cornes de l'utérus sont un peu douloureuses

Fig. 23.
Mazeret Elise. 38 ans. Pluripare.

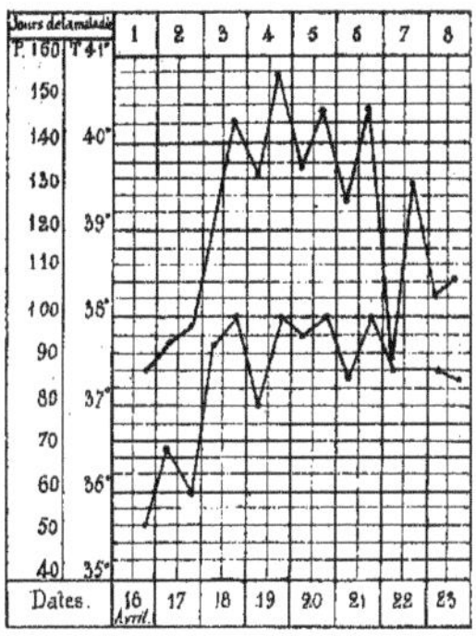

Frisson le 3ème jour, tuméfaction des seins.

Fig. 24.

Guéraud Marie. 26 ans. Pluripare.

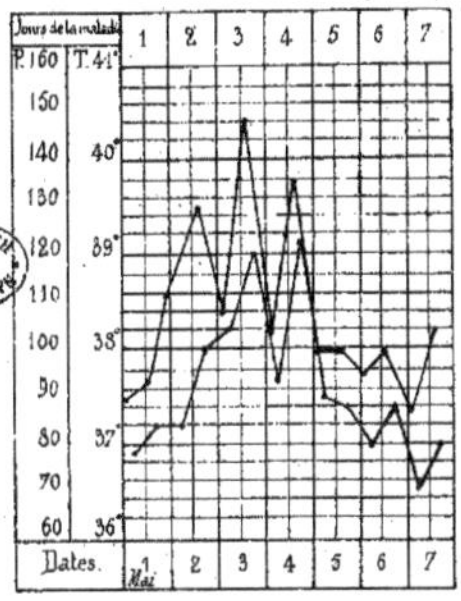

Frisson le 3ème jour; les seins se sont tuméfiés pendant la nuit du 2-3.

Fig. 25.

Salu Jeanne. 39 ans. Pluripare.

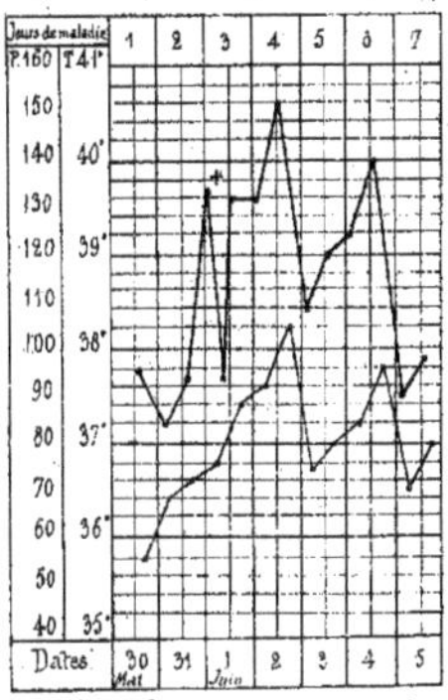

+ Frisson le 3e jour; temp. prise pendant. Col déchiré à gauche et en arrière; le [illegible]

Fig. 26.

Militon Jeanne. 18 ans. Pluripare.

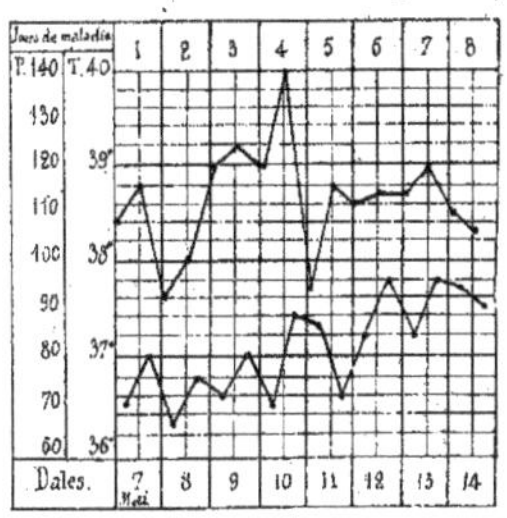

Frisson le 4ème jour.
Les seins commencent à grossir depuis la veille.

Fig. 27.
Henriquet Constance 26 ans.
Pluripare.

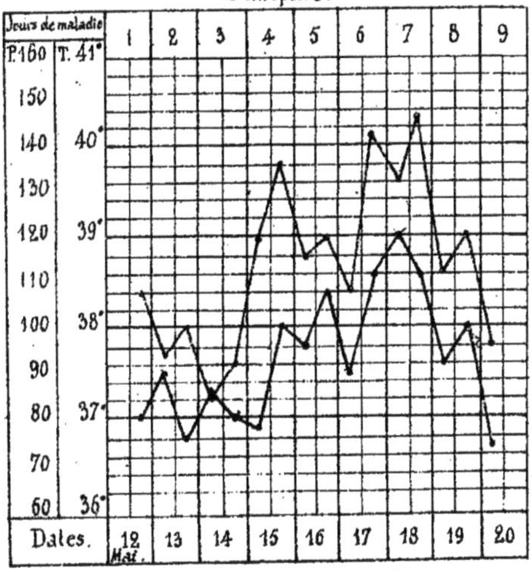

Frisson le 4ème jour.
Les seins commencent à grossir depuis la veille. Crevasses.

Fig. 28.
Gérard Marie. 21 ans: Pluripare.

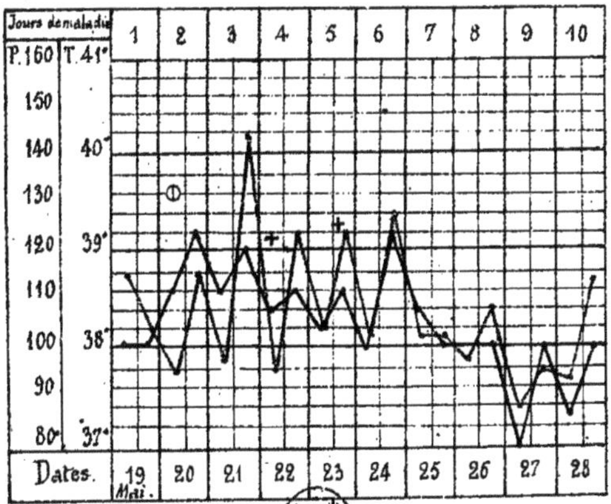

ⓘ *Eschare de la grande lèvre gauche.*
\+ *Léger Frisson (durée: 5 minutes environ.*

Fig. 29.

Seiss Emilie. 21 ans. Pluripare.

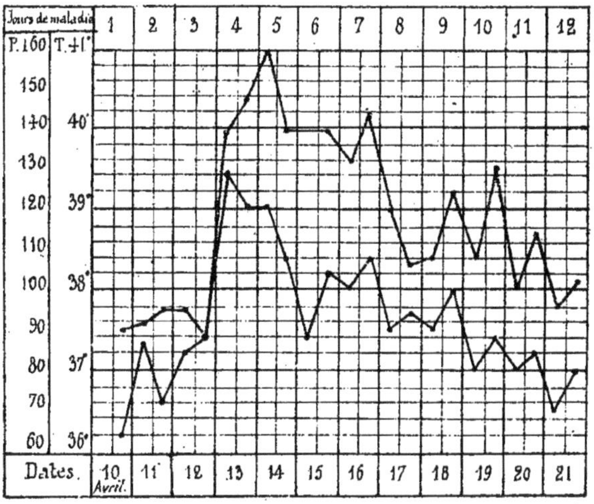

Frisson le 4ème jour.
Pelvi-péritonite. Pleurésie droite. Sort guérie le 5 Juillet.

Fig. 30.

Ditly Catherine. 25 ans. Primipare.

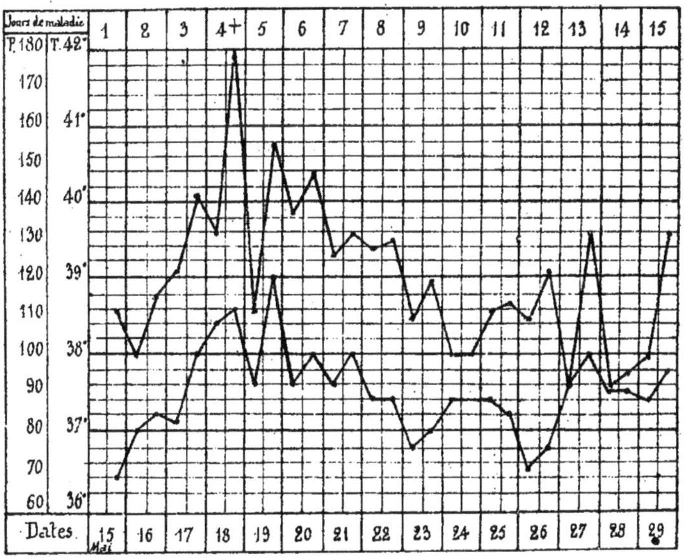

Accouchée au forceps ; déchirure du périnée, pourriture d'hôpital. - Pneumonie droite. Pelvi-péritonite. Sort guérie le 16 Juillet.
+ Température prise pendant le frisson.

Fig. 31.
Virette Justine. 22 ans. Pluripare.

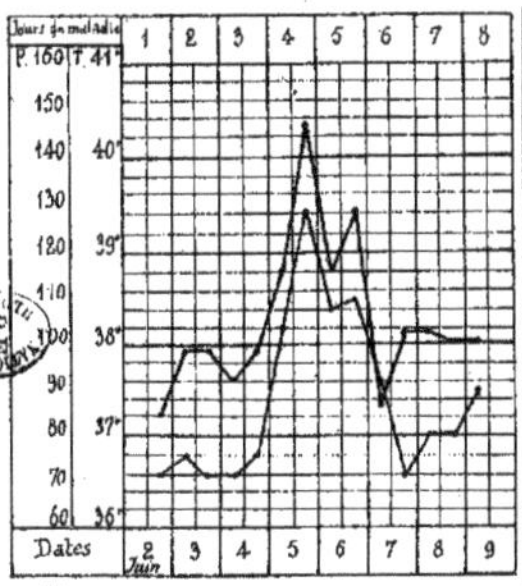

Frisson le 4e jour.
Les seins ont commencé à se tuméfier dans la nuit du 4-5.

Fig. 32
Kruch Françoise. 21 ans. Pluripare.

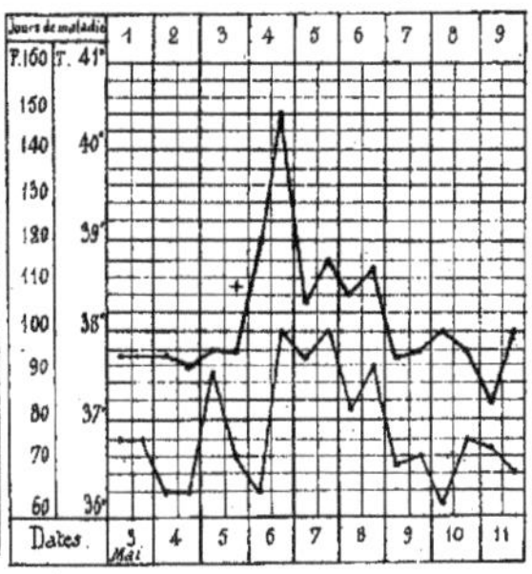

Frisson dans la nuit du 6-7.
+ Les seins commencent à grossir.

Fig. 33.
Charles Véronique. 30 ans. Pluripare.

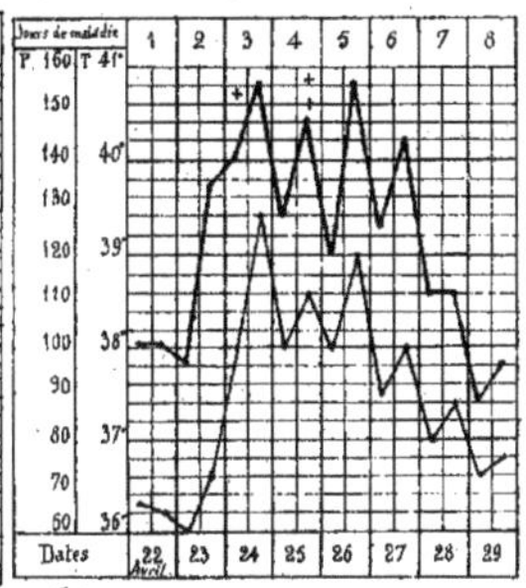

+ Coliques très fortes ; Caillots.
++ Lochies fétides. L'utérus à quatre travers de doigt au-dessous de l'ombilic, légèrement douloureux à la pression.

Fig. 34.
Auclair Marie. 26 ans. Primipare.

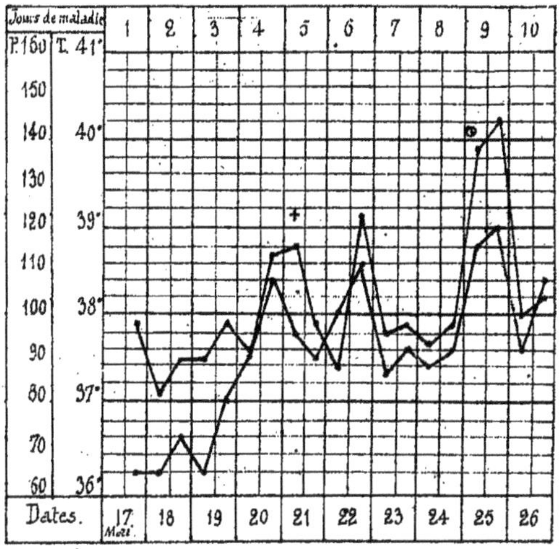

+ *Léger frisson, cinq minutes de durée, crevasses.*
⊕ *Frisson très violent dans la nuit du 24-25. Lymphangite du sein gauche.*

Fig. 35.
Renaud Marie. 23 ans. Pluripare.

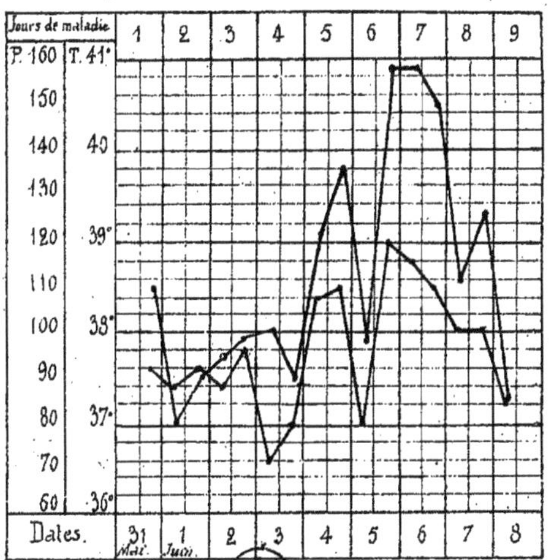

Frisson le 6e jour.
Lymphangite du sein droit, crevasses.

www.ingramcontent.com/pod-product-compliance
Ingram Content Group UK Ltd.
Pitfield, Milton Keynes, MK11 3LW, UK
UKHW021107290826
14628UKWH00014B/959